杨宏志全国名老中医药专家传承工作室建设成果

伤寒六经症状
鉴别诊断与应用

杨宏志 著

刘 茜 郭 亮 韩志毅 王凤林 戴 敏 整理
庞凤祥 卓剑雄 黎国笋 潘亚宏 杨础维

人民卫生出版社
·北 京·

图书在版编目（CIP）数据

伤寒六经症状鉴别诊断与应用 / 杨宏志著. -- 北京 ：
人民卫生出版社，2024. 12（2026. 1重印）.
ISBN 978-7-117-37297-8
Ⅰ. R222. 29
中国国家版本馆 CIP 数据核字第 2024ZD6908 号

伤寒六经症状鉴别诊断与应用
Shanghan Liujing Zhengzhuang Jianbie
Zhenduan yu Yingyong

著　　者： 杨宏志
出版发行： 人民卫生出版社（中继线 010-59780011）
地　　址： 北京市朝阳区潘家园南里 19 号
邮　　编： 100021
E - mail： pmph @ pmph.com
购书热线： 010-59787592　010-59787584　010-65264830
印　　刷： 北京虎彩文化传播有限公司
经　　销： 新华书店
开　　本： 889 × 1194　1/32　**印张：** 3.5　**插页：** 2
字　　数： 76 千字
版　　次： 2024 年 12 月第 1 版
印　　次： 2026 年 1 月第 3 次印刷
标准书号： ISBN 978-7-117-37297-8
定　　价： 49.00 元
打击盗版举报电话：010-59787491　E-mail：WQ @ pmph.com
质量问题联系电话：010-59787234　E-mail：zhiliang @ pmph.com
数字融合服务电话：4001118166　E-mail：zengzhi @ pmph.com

杨宏志简介

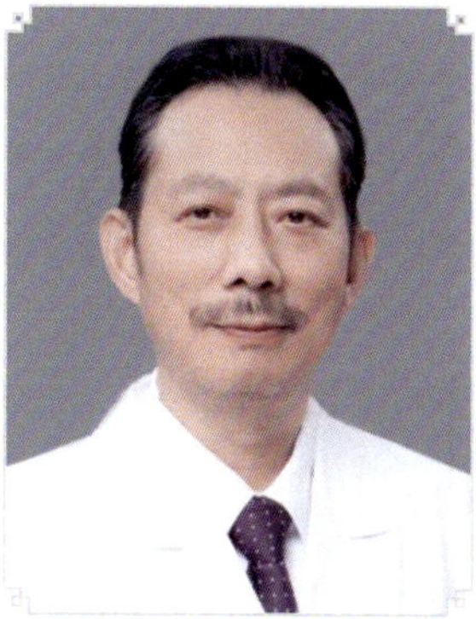

第六批全国老中医药专家学术经验继承工作指导老师

全国名老中医药专家传承工作室建设项目专家

广东省名中医

广东省首批名中医师承项目指导老师

中山大学教授、主任医师，硕士研究生导师、博士后合作导师

中山大学附属第三医院中医科原主任（担任主任 25 年）

北京中医药大学中医临床特聘专家（第 2 批）

中国民族医药学会肝病分会副会长

广东省自然医学研究会创会会长、中医膏方专业委员会主任委员

广东省中西医结合学会自然疗法专业委员会主任委员

广东省肿瘤康复学会副会长

广东省第十二届政协委员

唐　序

余与杨宏志先生相识已三十年，其注重传承中医经典，强调理论与实践相结合，擅长消化系统、呼吸系统疾病及脑病、肿瘤等疾患的中西医结合防治，经验丰富，尤其善于运用经方治疗肝炎、肝硬化和肝癌等疾病。杨先生医术精湛，医德高尚，始终以患者为中心，竭力为患者排忧解难，不仅注重疾病的诊断和治疗，更注重对患者心理健康和生活方式的指导，以达到治疗和预防疾病的双重效果。同时，作为一位师长，杨宏志先生以身作则，严谨治学，扶助后学，培养了一批批优秀的中医人才。

经方历经千年临床验证，只要辨证准确，用之则效如桴鼓；同时，由于经方组成简单，条理清晰，历来是中医入门的捷径。《伤寒论》对于中医初学者和爱好者而言是经方入门的必读论著。杨先生所著《伤寒六经症状鉴别诊断与应用》一书，乃其多年临床诊断经验之总结，实为心血之结晶，从症状鉴别诊断入手，展示个人临床心法，有助于读者提高对中医证候的认识水平，更为快捷地掌握正确的诊断方法，全面认识疾病规律。

此书临床实用性较强，余深信，此书必能为广大中医爱好者和临床医生带来极大的帮助。

唐祖宣

2023 年 6 月 29 日

杨 序

广东省名中医、岭南名医杨宏志教授的大作初稿《伤寒六经症状鉴别诊断与应用》转我阅学，细细玩味，感触良多。继而主动请缨，一定要给杨宏志教授这本书写点什么，以抒胸臆：一表对杨宏志教授孜孜以求40余年，坚持以医圣仲景《伤寒论》"六经钤百病"为指导的中医特色思维的崇高敬意；二表对杨宏志教授基于临床实用、理论提升，精研经典，撰著此书的敬佩之情；更主要的是认同本书观点，百分百点赞！

杨教授大作最大的特点就是谨守六经辨证之纲要，遵循《伤寒论》经方遣方用药的原则，真正将六经辨证贯穿临床始终。目前关于经方应用症状鉴别类的著作有很多，但大多是从症与症的差别谈起，离六经诊断尚有距离。在本书中，杨教授把每一个小小的症状差异都纳入"六经辨证"之视域下考察鉴别，这个看似简单，实则不易！这里面折射出杨宏志教授寝馈伤寒40多年的坚持，体现了杨宏志教授经方临证理论联系实际的精华。正如他本书中所言，对于四肢冷一症，许多初学者或临床缺乏中医六经思维者，常常仅考虑脏腑辨证，直接把肢冷辨为阳虚，而在"六经"视域下，太阳表证、少阳不利、阳明热厥、少阴、太阴、厥阴，都会有肢冷，这必须明辨，也能很好地辨明。只有辨证准确，才能精准选方，才能精准遣药；只有六经辨证明晰，才会恰当选好经方，才能精准灵活用好经方，才能保证临床的实效高效！杨宏志教授成为深孚众望的名老中医，与他谨守六经辨证、妙用经方、临床疗效高超紧密相关！

详读本书还会发现，症状鉴别不但有六经证候的明确辨析，而且有相应的《伤寒论》原文佐证，这使得我们广大读者在症状鉴别中再次熟悉《伤寒论》，有助于对《伤寒论》"经方"理、法、方、药的整体系统认知，以及对"经方"方证的把握。

也许有的读者不太了解编撰表格类书的难处，事实上，表格类书的编撰比一般的文字书稿更难，这一点，我深有体会，在20世纪80年代末，我编撰《温病学表解》一书时，爬格4年才成书，跨时6年才出书，足见其间之艰辛和不易。

表格类书之所以更难，主要是因为表格之内容更简洁，更具对比性，更具系统性，更是精华的浓缩，编撰起来难上加难。这样，书的字数就更少了，书的篇幅就缩了，书的部头就小了，但内容更精练了。在此，杨宏志教授给我们树立了榜样，是我们学习的楷模！

祝《伤寒六经症状鉴别诊断与应用》成为榜上有名的畅销书！

中医万岁！

杨建宇

研究员　主任医师

《光明中医》杂志社主编

《中国中医药现代远程教育》杂志社主编

中国中医药研究促进会仲景医学研究分会副会长兼秘书长

2023年5月10日于北京明医中和斋

自　序

我为什么要写这本书？《难经》曰："经言望而知之谓之神，闻而知之谓之圣，问而知之谓之工，切脉而知之谓之巧。"要成为能工巧匠，问诊技能是每一个中医人必备的基本功，医圣之《伤寒论》也主要靠症状与切诊来确定疾病。我当年在中医院校学到的诊断知识，诚然汇集了中医历史长河中各家的精华，然经过数十年的临床应用摸索，始终觉得对中医临床症状的鉴别诊断不尽如人意，不能准确地见症知证，最终我选择了医圣仲景的六经诊断方法作为临证的主要手段。在后来的反复实践当中体会到了医圣的智慧，我的诊断水平趋于完善，临证效果越来越好。而我所带的学生，在我指导他们学习仲景思维的过程中，也快速掌握了中医临床基本功和临床思维。笔者参加过许多中医临床病例讨论，发现大多数初学的低年资医生由于中医诊断学问诊方法基础不牢，对《十问歌》基本功细节未予重视，加之应用中医基础理论、选择方法不够妥当，导致中医的症状诊断和鉴别诊断出现问题，西医诊断全面而中医诊断简单，西医诊断十几个，中医才一两个，既不全面，也不准确。明末清初三大医家之一的喻昌谓先议病后议药，众所周知，中医学特色是辨证论治、整体观念、天人合一，学习中医是从概念入手还是从症状入手，结果完全不同，我教的弟子就是活生生的例子。我的学生们学了《伤寒论》

一两年后，便能解决许多健康问题。许多师承方法亦主张先学伤寒六经，现代著名伤寒家胡希恕也推崇从症状入手学伤寒，疗效卓著。症状是了解疾病的第一步，许多人不能全面掌握《伤寒论》，尤其是太阳病分几大类、其内容如何、有多少诊断、有多少方剂，而能够根据症状进行鉴别诊断的更少。在阅读本书之前，读者可自测一下，有比较才有鉴别，才能探知事物的本质。

著者在长期的仲景伤寒六经研习临床应用中发现，仲景的六经辨证是最好的鉴别诊断，比如畏寒、四肢冷，按脏腑辨证，大多数中医会诊为阳虚，而在六经辨证里，既有太阳表证，又有少阳枢机不利、阳气不达四末，还有阳明热厥、少阴厥阴寒化，伴随失眠、盗汗、口干者可能是外有寒、内有少阴热化，不能一概论作阳虚。以便溏下利为例，其诊断可有太阳病变证肠热、少阳下利、阳明热结旁流、少阴阳衰阴盛、太阴虚寒、厥阴寒热错杂久利等。这样的诊断结果前后一对比，中医的临床细分诊断水平高下立判，用经方完全不同，疗效完全不一样，如果遵循伤寒六经辨证并鉴别诊断可大大提高临床疗效。有鉴于此，笔者将《伤寒论》398 条中的症状进行分类整理、重新编排，以《十问歌》为纲，著成《伤寒六经症状鉴别诊断与应用》。

杨宏志

2024 年 5 月

前言

中医四大经典著作之一——《伤寒论》，是东汉末年医圣张仲景所著，为中医学第一部辨证论治的专著。该书创立了“六经辨证”理论体系，对外感病的发病因素、临床表现、诊断治疗及预后康复等进行了系统而全面的论述，是我国医学史上第一部理、法、方、药比较完善，理论联系实际，能指导临床实践的经典医书。历代医家对《伤寒论》莫不推崇备至，根本原因就是其对临床实践的指导价值非常高。

我在一线的中医师承带教工作中，一直强调并要求学生重视症状、兼症、证候与《伤寒论》条文的联系、鉴别与诊断。我经过40多年的临床实践，总结了一套行之有效的望、闻、问、切实操方法，特别是望诊、问诊、切诊的方法。比如问诊，在《十问歌》的基础上结合临床实际，创制了一套自有的问诊流程。这套方法能让大部分学生快速全面把握住患者病症、病情。同时，我的传承工作室对病症信息也有一套有效的诊断方法，在收集客观翔实的病情、病症信息基础上，运用该诊断方法能快速地实现对病位的判断，对病因的了解，对病性的把握，自然也就能够让医者对患者进行准确的辨证施治。实践证明，此方法在临床上成效显著。余自感有责任进一步推动《伤寒论》的临床实践运用，由此，在工作室团队的协助下，将临床问诊与辨证的实践方法编写成册，以作为同行，尤其是青年中医从业者临床实践的参考用书，以期为中医事业发展和传承贡献绵薄之力。

这套方法，最为核心的一点，就是从患者表现最突出的症状这个维度出发来思考问题、解决问题。在编著过程中，对《伤寒论》原文中的症状进行提取，并结合伴随症状，关联《伤寒论》原文，对六经症状重新归类。这种按症状进行归类的研究方法，古已有之，如金成无己之《伤寒明理论》、清沈金鳌之《伤寒论纲目》、今人任应秋教授之《伤寒论证治类诠》等。方法虽然类似，但侧重点各不相同。本书是以《伤寒论》原文为准，找出所记载的症状百余个，并从中挑选出有临床鉴别意义的症状 50 余个，个别名称不同而实质相同的症状则合并讨论。同时尽量将类似症状放在一起对比、分析。为了尊重经典的要义，全书所选症状、鉴别要点均以《伤寒论》所载为准，一般不涉及伤寒病所出现而原书未载的其他症状。在列举各个症状的时候，分别列出关联的《伤寒论》条文，以便查阅，并全面采用表格形式，以使读者一目了然。

今书籍成稿，亦是对我 40 余年临床实践经验的一次总结，由于水平有限，错漏之处在所难免，敬请同道批评指正。我的联系方式：179487200@qq.com。

杨宏志

2023 年 5 月

目　录

第一篇　问寒热

一、恶寒

症状	鉴别要点	诊断	《伤寒论》原文	方药
恶寒	伴头身痛	太阳病本证	太阳之为病，脉浮，头项强痛而恶寒。(1)	麻黄剂或桂枝剂
恶寒	伴无汗	太阳病（伤寒表实证）	太阳病，或已发热，或未发热，必恶寒，体痛，呕逆，脉阴阳俱紧者，名为伤寒。(3)	麻黄汤：麻黄9g，桂枝6g，杏仁9g，炙甘草3g
恶寒	伴下利、蜷卧、手足温	少阴病（预后可治）	少阴病，下利，若利自止，恶寒而蜷卧，手足温者，可治。(288)	四逆汤：炙甘草9g，干姜9g，生附子6g
恶寒	伴下利、手足不温	少阴病（预后难治）	少阴病，恶寒，身蜷而利，手足逆冷者，不治。(295)	四逆汤：炙甘草9g，干姜9g，生附子6g
恶寒	伴无脉、四逆、躁动	少阴病（预后难治）	少阴病，四逆，恶寒而身蜷，脉不至，不烦而躁者死。(298)	四逆汤：炙甘草9g，干姜9g，生附子6g
恶寒	伴汗出不解	太阳病变证（阴阳两虚证）	发汗，病不解，反恶寒者，虚故也，芍药甘草附子汤主之。(68)	芍药甘草附子汤：芍药、炙甘草各9g，炮附子3g

二、恶风

症状	鉴别要点	诊断	《伤寒论》原文	方药
恶风	伴胁胀、发热、颈强	少阳病本证	伤寒四五日，身热恶风，颈项强，胁下满，手足温而渴者，小柴胡汤主之。(99)	小柴胡汤：柴胡9g，黄芩9g，人参6g，半夏9g，炙甘草9g，生姜9g，大枣15g
恶风	伴发热、汗出	太阳病（中风表虚证）	太阳病，发热，汗出，恶风，脉缓者，名为中风。(2)	桂枝汤：桂枝9g，芍药9g，炙甘草9g，生姜9g，大枣15g
时时恶风	伴大渴	阳明病（热盛兼伤气津）	伤寒若吐若下后，七八日不解，热结在里，表里俱热，时时恶风，大渴，舌上干燥而烦，欲饮水数升者，白虎加人参汤主之。(168)	白虎加人参汤：知母15g，石膏30g，炙甘草9g，粳米15g，人参3g

三、手足逆冷

症状	鉴别要点	诊断	《伤寒论》原文	方药
手足逆冷	伴吐利、烦躁	少阴寒证逆犯中焦	少阴病，吐利，手足逆冷，烦躁欲死者，吴茱萸汤主之。（309）	吴茱萸汤：吴茱萸5g，人参3g，生姜9g，大枣15g
手足冷	伴头汗、不欲食、脉弦细、胸胁苦满、大便硬	少阳病本证	伤寒五六日，头汗出，微恶寒，手足冷，心下满，口不欲食，大便硬，脉细者，此为阳微结，必有表，复有里也，脉沉亦在里也。汗出为阳微，假令纯阴结，不得复有外证，悉入在里，此为半在里半在外也。脉虽沉紧，不得为少阴病。所以然者，阴不得有汗，今头汗出，故知非少阴也，可与小柴胡汤。设不了了者，得屎而解。（148）	小柴胡汤：柴胡9g，黄芩9g，人参6g，半夏9g，炙甘草9g，生姜9g，大枣15g
手足厥寒	伴脉细欲绝	厥阴病（血虚寒厥证）	手足厥寒，脉细欲绝者，当归四逆汤主之。（351）	当归四逆汤：当归9g，桂枝6g，芍药15g，细辛3g，大枣15g，炙甘草9g，通草9g
手足厥冷	伴脉紧、欲吐不能吐、烦	厥阴病类似证（痰厥证）	病人手足厥冷，脉乍紧者，邪结在胸中，心下满而烦，饥不能食者，病在胸中，当须吐之，宜瓜蒂散。（355）	瓜蒂散：瓜蒂（熬黄）3g，赤小豆3g，淡豆豉5g

续表

症状	鉴别要点	诊断	《伤寒论》原文	方药
手足厥逆	伴尺脉极微、咽痛、咳吐、泄利	厥阴病类似证（上热下寒证）	伤寒六七日，大下后，寸脉沉而迟，手足厥逆，下部脉不至，喉咽不利，唾脓血，泄利不止者，为难治，麻黄升麻汤主之。（357）	麻黄升麻汤：麻黄 6g，升麻 4g，当归 5g，知母 9g，玉竹 9g，天冬 15g，石膏 30g，桂枝 6g，白芍 15g，白术 9g，干姜 9g，黄芩 9g，炙甘草 9g
手足厥逆	伴发汗过多、下利后抽筋、肢痛、恶寒、脉微	厥阴病类似证（寒厥证）	大汗出，热不去，内拘急，四肢疼，又下利厥逆而恶寒者，四逆汤主之。（353）	四逆汤：炙甘草 9g，干姜 9g，生附子 6g
手足厥逆	伴心下悸、呕或下利	厥阴病类似证（水厥证）	伤寒厥而心下悸，宜先治水，当服茯苓甘草汤，却治其厥。不尔，水渍入胃，必作利也。（356）	茯苓甘草汤：茯苓 15g，桂枝 6g，炙甘草 9g，生姜 9g
手足厥逆	伴脉滑、渴、汗出、烦	厥阴病类似证（热厥证）	伤寒脉滑而厥者，里有热，白虎汤主之。（350）	白虎汤：石膏 30g，知母 15g，炙甘草 9g，粳米 15g

四、发热

症状	鉴别要点	诊断	《伤寒论》原文	方药
发热	伴恶风、汗出、脉缓	太阳病（中风表虚证）	太阳病，头痛，发热，汗出，恶风，桂枝汤主之。（13）	桂枝汤：桂枝9g，芍药9g，炙甘草9g，生姜6g，大枣15g
发热	伴无汗、恶风、身痛	太阳病（伤寒表实证）	太阳病，头痛发热，身疼腰痛，骨节疼痛，恶风，无汗而喘者，麻黄汤主之。（35）	麻黄汤：麻黄9g，桂枝6g，杏仁9g，炙甘草3g
发热	伴寒咳或喘、小便不利而渴或少腹满	太阳病（伤寒证兼水饮）	伤寒表不解，心下有水气，干呕，发热而咳，或渴，或利，或噎，或小便不利，少腹满，或喘者，小青龙汤主之。（40）	小青龙汤：麻黄9g，芍药9g，细辛3g，干姜9g，炙甘草9g，桂枝6g，五味子15g，半夏9g
发热	伴脉浮紧、无汗、身痛，或出鼻血、烦躁	太阳病（伤寒表实证）	太阳病，脉浮紧，无汗，发热，身疼痛，八九日不解，表证仍在，此当发其汗。服药已微除，其人发烦目瞑，剧者必衄，衄乃解，所以然者，阳气重故也。麻黄汤主之。（46）	麻黄汤：麻黄9g，桂枝6g，杏仁9g，炙甘草3g
发热	伴身痛、脉沉	少阴病（寒证）	病发热头痛，脉反沉，若不瘥，身体疼痛，当救其里。四逆汤方。（92）	四逆汤：炙甘草9g，干姜9g，生附子6g

续表

症状	鉴别要点	诊断	《伤寒论》原文	方药
发热	伴不恶寒、心下痞硬、或吐或利	少阳病（兼阳明重证）	伤寒发热，汗出不解，心中痞硬，呕吐而下利者，大柴胡汤主之。（165）	大柴胡汤：柴胡 9g，黄芩 9g，芍药 15g，半夏 9g，枳实 15g，生姜 9g，大枣 15g，大黄 6g
发热	伴小便不利、头痛、无汗	太阳病类似证（蓄水证）	服桂枝汤，或下之，仍头项强痛，翕翕发热，无汗，心下满，微痛，小便不利者，桂枝去桂加茯苓白术汤主之。（28）	桂枝去桂加茯苓白术汤：芍药 15g，生姜 9g，炙甘草 9g，大枣 15g，茯苓 15g，白术 15g
发热	伴脉沉实、大便硬	阳明病（腑实证）	太阳病三日，发汗不解，蒸蒸发热者，属胃也，调胃承气汤主之。（248）	调胃承气汤：大黄 9g，炙甘草 9g，芒硝 6g
发热	伴持续大汗	阳明病（腑实证）	阳明病，发热汗多者，急下之，宜大承气汤。（253）	大承气汤：大黄 15g，芒硝 15g，枳实 20g，厚朴 20g
发热	伴脉浮紧、口苦咽干、腹胀满而喘	阳明病（中风证）	阳明中风，口苦咽干，腹满微喘，发热恶寒，脉浮而紧。若下之，则腹满小便难也。（189）	麻杏石甘汤：麻黄 9g，苦杏仁 9g，炙甘草 9g，石膏 45g
发热	伴小便不利、头汗、口渴、黄疸	阳明病（湿热发黄）	阳明病，发热汗出者，此为热越，不能发黄也。但头汗出，身无汗，剂颈而还，小便不利，渴饮水浆者，此为瘀热在里，身必发黄，茵陈蒿汤主之。（236）	茵陈蒿汤：茵陈 30g，栀子 15g，大黄 6g

续表

症状	鉴别要点	诊断	《伤寒论》原文	方药
发热	伴蒸蒸发热、烦躁不安、大便不实、黄疸	阳明病变证（湿热证）	伤寒，身黄，发热，栀子柏皮汤主之。（261）	栀子柏皮汤：栀子 15g，黄柏 9g，炙甘草 9g
发热	伴脉浮而紧、咽燥口苦、腹满而喘、不恶寒、汗出	三阳合病（重在阳明）	阳明病，脉浮而紧，咽燥口苦，腹满而喘，发热汗出，不恶寒，反恶热，身重。（221）	麻杏石甘汤：麻黄 9g，苦杏仁 9g，炙甘草 9g，石膏 45g
发热	伴口渴、尿少	阳明病（水热互结证）	若脉浮发热，渴欲饮水，小便不利者，猪苓汤主之。（223）	猪苓汤：茯苓 15g，泽泻 15g，猪苓 15g，滑石 15g，阿胶 3g
发热	伴鼻燥、口干、脉浮	阳明病变证（血热证）	脉浮发热，口干鼻燥，能食者则衄。（227）	白虎汤：石膏 30g，知母 15g，炙甘草 9g，粳米 15g
发热	伴脉弦细	太阳少阳并病	伤寒，脉弦细，头痛发热者，属少阳。少阳不可发汗，发汗则谵语，此属胃。胃和则愈，胃不和，烦而悸。（265）	小柴胡汤：柴胡 9g，黄芩 9g，人参 6g，半夏 9g，炙甘草 9g，生姜 9g，大枣 15g
发热	伴脉沉、恶寒	太阳少阴合病	少阴病，始得之，反发热脉沉者，麻黄细辛附子汤主之。（301）	麻黄细辛附子汤：麻黄 6g，细辛 3g，炮附子 6g

续表

症状	鉴别要点	诊断	《伤寒论》原文	方药
发热	伴呕吐	少阳病	呕而发热者，小柴胡汤主之。（379）	小柴胡汤：柴胡9g，黄芩9g，人参6g，半夏9g，炙甘草9g，生姜9g，大枣15g
发热	伴脉弱、呕、小便多，甚至四肢厥冷	少阴病（寒化证）	呕而脉弱，小便复利，身有微热，见厥者难治，四逆汤主之。（377）	四逆汤：炙甘草9g，干姜9g，生附子6g
发热	伴又吐又利、口渴	霍乱病	问曰：病发热头痛，身疼，恶寒，吐利者，此属何病？答曰：此名霍乱。霍乱自吐下，又利止，复更发热也。（383）	理中汤：人参9g，干姜9g，白术15g，炙甘草9g
发热	伴头身痛、呕吐、下利	太阴病（虚寒证；蓄水证；霍乱病）	霍乱，头痛发热，身疼痛，热多欲饮水者，五苓散主之；寒多不用水者，理中丸主之。（386）	理中丸或汤：党参15g，白术15g，干姜9g，炙甘草9g
发热	伴烦、胸部憋闷	太阳病变证（热证）	发汗若下之而烦热，胸中窒者，栀子豉汤主之。（77）	栀子豉汤：栀子15g，淡豆豉15g
发热	伴少腹满痛且小便自利	太阳病变证（蓄血证）	伤寒有热，少腹满，应小便不利，今反利者，为有血也，当下之，不可余药，宜抵当丸。（126）	抵当丸：大黄15g，水蛭6g，桃仁9g，虻虫6g

续表

症状	鉴别要点	诊断	《伤寒论》原文	方药
发热	伴心悸、头晕、肌肉跳动、走路不稳	太阳病变证（肾阳虚水泛证）	太阳病发汗，汗出不解，其人仍发热，心下悸，头眩，身瞤动，振振欲擗地者，真武汤主之。（82）	真武汤：茯苓15g，白术15g，白芍15g，生姜9g，炮附子6g
发热	伴恶风、汗出、脉浮缓	太阳病（中风表虚证）	太阳中风，阳浮而阴弱。阳浮者，热自发，阴弱者，汗自出。啬啬恶寒，淅淅恶风，翕翕发热，鼻鸣干呕者，桂枝汤主之。（12）	桂枝汤：桂枝9g，芍药9g，炙甘草9g，生姜6g，大枣15g
发热	伴恶寒、吐、利、汗、厥冷、抽筋	霍乱病	吐利汗出，发热恶寒，四肢拘急，手足厥冷者，四逆汤主之。（388）	四逆汤：炙甘草9g，干姜9g，生附子6g
潮热	伴腹满硬痛拒按、口渴、便秘	太阳病变证（结胸类似病）	太阳病，重发汗而复下之，不大便五六日，舌上燥而渴，日晡所小有潮热。从心下至少腹硬满而痛不可近者，大陷胸汤主之。（137）	大陷胸汤：大黄6g，芒硝5g，甘遂1g
潮热	伴谵语或绕脐痛、漐漐汗出、便秘	阳明病（腑实证）	二阳并病，太阳证罢，但发潮热，手足漐漐汗出，大便难而谵语者，下之则愈，宜大承气汤。（220）	大承气汤：大黄15g，芒硝15g，枳实20g，厚朴20g

续表

症状	鉴别要点	诊断	《伤寒论》原文	方药
潮热	伴谵语、大便硬	阳明病（腑实证）	阳明病，谵语有潮热，反不能食者，胃中必有燥屎五六枚也。若能食者，但硬耳，宜大承气汤下之。（215）	大承气汤：大黄15g，芒硝15g，枳实20g，厚朴20g
潮热	伴大便微硬	阳明病（腑实证）	阳明病，潮热，大便微硬者，可与大承气汤，不硬者不可与之。若不大便六七日，恐有燥屎，欲知之法，少与小承气汤，汤入腹中，转矢气者，此有燥屎也，乃可攻之。若不转矢气者，此但初头硬，后必溏，不可攻之，攻之必胀满不能食也。欲饮水者，与水则哕。其后发热者，必大便复硬而少也，以小承气汤和之。不转矢气者，慎不可攻也。小承气汤。（209）	小承气汤：大黄6g，厚朴15g，枳实15g
潮热	伴胸胁满或其他小柴胡汤证、便溏或下利	阳明少阳合病（热利）	阳明病，发潮热，大便溏，小便自可，胸胁满不去者，与小柴胡汤。（229）	小柴胡汤：柴胡9g，黄芩9g，人参6g，半夏9g，炙甘草9g，生姜9g，大枣15g

续表

症状	鉴别要点	诊断	《伤寒论》原文	方药
潮热	伴胸闷，以及呕吐等少阳病证，下利	少阳病兼证/少阳兼阳明证	伤寒十三日不解，胸胁满而呕，日晡所发潮热，已而微利，此本柴胡证，下之以不得利，今反利者，知医以丸药下之，此非其治也。潮热者，实也，先宜服小柴胡汤以解外，后以柴胡加芒硝汤主之。（104）	柴胡加芒硝汤：柴胡 9g，黄芩 9g，生姜 9g，半夏 9g，党参 15g，大枣 15g，炙甘草 9g，芒硝 6g
潮热	伴不恶寒、惊狂怵惕、谵语、便秘	阳明病（腑实证）	伤寒若吐若下后不解，不大便五六日，上至十余日，日晡所发潮热，不恶寒，独语如见鬼状。若剧者，发则不识人，循衣摸床，惕而不安，微喘直视。脉弦者生，涩者死。微者，但发热谵语者，大承气汤主之。若一服利，则止后服。（212）	大承气汤：大黄 15g，芒硝 15g，枳实 20g，厚朴 20g
潮热	伴脉沉实有力	阳明病（腑实证）	病人烦热，汗出则解，又如疟状，日晡所发热者，属阳明也。脉实者，宜下之……下之与大承气汤。（240）	大承气汤：大黄 15g，芒硝 15g，枳实 20g，厚朴 20g
潮热	伴脉浮虚无力	太阳病（伤寒烦躁证）	病人烦热，汗出则解，又如疟状，日晡所发热者，属阳明也……脉浮虚者，宜发汗……发汗宜桂枝汤。（240）	桂枝汤：桂枝 9g，芍药 9g，炙甘草 9g，生姜 6g，大枣 15g

续表

症状	鉴别要点	诊断	《伤寒论》原文	方药
微热	伴喘、头晕、不能卧、烦躁、小便不利、便秘	阳明病（腑实证）	病人小便不利，大便乍难乍易，时有微热，喘冒不能卧者，有燥屎也，宜大承气汤。（242）	大承气汤：大黄 15g，芒硝 15g，枳实 20g，厚朴 20g
微热	伴小便不利、口渴	太阳病变证（蓄水证）	太阳病，发汗后，大汗出，胃中干，烦躁不得眠，欲得饮水者，少少与饮之，令胃气和则愈。若脉浮，小便不利，微热，消渴者，五苓散主之。（71）	五苓散：桂枝 6g，白术 15g，泽泻 15g，茯苓 15g，猪苓 15g
身热	伴不恶寒但恶热、烦渴	阳明病（外候）	问曰：阳明病外证云何？答曰：身热，汗自出，不恶寒，反恶热也。（182）	白虎加人参汤：知母 15g，石膏 30g，炙甘草 9g，粳米 15g，人参 3g
身热	伴恶风、少阳证、烦渴、手足温	少阳病本证	伤寒四五日，身热恶风，颈项强，胁下满，手足温而渴者，小柴胡汤主之。（99）	小柴胡汤：柴胡 9g，黄芩 9g，人参 6g，半夏 9g，炙甘草 9g，生姜 9g，大枣 15g
身热	伴恶寒、肢痛、呕吐、胃胀满	少阳病兼证 / 太阳少阳并病	伤寒六七日，发热，微恶寒，支节烦疼，微呕，心下支结，外证未去者，柴胡桂枝汤主之。（146）	柴胡桂枝汤：柴胡 9g，黄芩 9g，生姜 9g，半夏 9g，炙甘草 9g，党参 15g，大枣 15g，桂枝 6g，白芍 6g

续表

症状	鉴别要点	诊断	《伤寒论》原文	方药
身热	伴少阳病一症即可	少阳病	伤寒五六日，中风，往来寒热，胸胁苦满，嘿嘿不欲饮食，心烦喜呕，或胸中烦而不呕，或渴，或腹中痛，或胁下痞硬，或心下悸，小便不利，或不渴，身有微热，或咳者，小柴胡汤主之。（96）	小柴胡汤：柴胡 9g，黄芩 9g，人参 6g，半夏 9g，炙甘草 9g，生姜 9g，大枣 15g
身热	伴心烦、呕吐、下利	太阳病变证（中焦虚寒）	伤寒，医以丸药大下之，身热不去，微烦者，栀子干姜汤主之。（80）	栀子干姜汤：栀子 15g，干姜 6g
身热	伴胸痛	太阳病变证（胸膈热证）	伤寒五六日，大下之后，身热不去，心中结痛者，未欲解也，栀子豉汤主之。（78）	栀子豉汤：栀子 15g，淡豆豉 15g
身微热	伴视物不清、眼球转动不灵、便秘	阳明病（腑实；下伤肝肾之阴证）	伤寒六七日，目中不了了，睛不和，无表里证，大便难，身微热者，此为实也，急下之，宜大承气汤。（252）	大承气汤：大黄 15g，芒硝 15g，枳实 20g，厚朴 20g

五、往来寒热

症状	鉴别要点	诊断	《伤寒论》原文	方药
往来寒热	伴少阳四大症	少阳病本证	伤寒五六日，中风，往来寒热，胸胁苦满，嘿嘿不欲饮食，心烦喜呕，或胸中烦而不呕，或渴，或腹中痛，或胁下痞硬，或心下悸，小便不利，或不渴，身有微热，或咳者，小柴胡汤主之。（96）	小柴胡汤：柴胡 9g，黄芩 9g，人参 6g，半夏 9g，炙甘草 9g，生姜 9g，大枣 15g
往来寒热	伴脉沉紧、胁下硬满、干呕等	少阳病本证	本太阳病不解，转入少阳者，胁下硬满，干呕不能食，往来寒热，尚未吐下，脉沉紧者，与小柴胡汤。（266）	小柴胡汤：柴胡 9g，黄芩 9g，人参 6g，半夏 9g，炙甘草 9g，生姜 9g，大枣 15g
往来寒热	伴烦闷、头汗、便溏	少阳病兼证（兼痰饮内结证）	伤寒五六日，已发汗而复下之，胸胁满微结，小便不利，渴而不呕，但头汗出，往来寒热，心烦者，此为未解也，柴胡桂枝干姜汤主之。（147）	柴胡桂枝干姜汤：柴胡 9g，黄芩 9g，干姜 9g，桂枝 6g，瓜蒌根 15g，牡蛎 30g，炙甘草 9g

六、里寒外热

症状	鉴别要点	诊断	《伤寒论》原文	方药
里寒外热	伴下利清谷、厥逆、脉微欲绝、面色赤或腹痛	少阴病（阴盛格阳）	少阴病，下利清谷，里寒外热，手足厥逆，脉微欲绝，身反不恶寒，其人面色赤，或腹痛，或干呕，或咽痛，或利止脉不出者，通脉四逆汤主之。(317)	通脉四逆汤：炙甘草 9g，干姜 9g，生附子 15g
里寒外热	伴下利清谷、汗出、厥逆、脉微欲绝	少阴病（阴盛格阳）	下利清谷，里寒外热，汗出而厥者，通脉四逆汤主之。(370)	通脉四逆汤：炙甘草 9g，干姜 18g，生附子 15g
里寒外热	伴吐利、大汗、小便利、下利清谷、脉微欲绝，无厥逆	少阴寒化证	既吐且利，小便复利而大汗出，下利清谷，内寒外热，脉微欲绝者，四逆汤主之。(389)	四逆汤：炙甘草 9g，干姜 9g，生附子 6g
里寒外热	伴脉浮而迟、下利清谷	少阴病（里寒证兼表证）	脉浮而迟，表热里寒，下利清谷者，四逆汤主之。(225)	四逆汤：炙甘草 9g，干姜 9g，生附子 6g

第二篇　问汗

一、汗出

症状	鉴别要点	诊断	《伤寒论》原文	方药
汗出	伴恶风、脉浮缓	太阳病（中风表虚证）	太阳病，发热，汗出，恶风，脉缓者，名为中风。（2）	桂枝汤：桂枝9g，芍药9g，炙甘草9g，生姜9g，大枣15g
汗出	伴头痛、恶风、脉浮缓	太阳病（中风表虚证）	太阳病，头痛，发热，汗出，恶风，桂枝汤主之。（13）	桂枝汤：桂枝9g，芍药9g，炙甘草9g，生姜6g，大枣15g
汗出	伴头项强痛、恶风	太阳病（中风证兼颈痛）	太阳病，项背强几几，反汗出恶风者，桂枝加葛根汤主之。（14）	桂枝加葛根汤：葛根15g，芍药15g，炙甘草9g，生姜9g，大枣15g，桂枝6g
汗出	伴喘、下利、脉促	太阳病变证（热证）	太阳病，桂枝证，医反下之，利遂不止，脉促者，表未解也，喘而汗出者，葛根黄芩黄连汤主之。（34）	葛根黄芩黄连汤：葛根15g，炙甘草6g，黄芩9g，黄连9g

续表

症状	鉴别要点	诊断	《伤寒论》原文	方药
汗出	伴发热	太阳病（中风表虚证）	太阳病，发热汗出者，此为荣弱卫强，故使汗出，欲救邪风者，宜桂枝汤。（95）	桂枝汤：桂枝9g，芍药9g，炙甘草9g，生姜6g，大枣15g
汗出	伴喘、发热、脉浮大	太阳病变证（肺热证）	下后不可更行桂枝汤，若汗出而喘，无大热者，可与麻黄杏子甘草石膏汤。（162）	麻黄杏仁甘草石膏汤：麻黄12g，杏仁9g，炙甘草6g，石膏15g
汗出	伴恶寒、四末失温	少阴病（阴盛格阳）	下利清谷，里寒外热，汗出而厥者，通脉四逆汤主之。（370）	通脉四逆汤：炙甘草9g，干姜18g，生附子15g
汗出	伴呕吐、下利、恶寒、发热	霍乱病	吐利汗出，发热恶寒，四肢拘急，手足厥冷者，四逆汤主之。（388）	四逆汤：炙甘草9g，干姜9g，生附子6g
汗出	伴四末失温、四肢拘急	少阴寒厥证	吐已下断，汗出而厥，四肢拘急不解，脉微欲绝者，通脉四逆加猪胆汤主之。（390）	通脉四逆加猪胆汁汤：炙甘草9g，干姜9g，生附子6g，猪胆汁1.5g
汗出	伴不恶寒、腹满而喘、潮热	阳明病（腑实证）	阳明病，脉迟，虽汗出不恶寒者，其身必重，短气，腹满而喘，有潮热者，此外欲解，可攻里也，手足濈然汗出者，此大便已硬也，大承气汤主之。（208）	承气类方

续表

症状	鉴别要点	诊断	《伤寒论》原文	方药
自汗	伴腹满、口不仁、面垢、身重、难以转侧	阳明病本证（三阳合病，阳明燥热亢盛）	三阳合病，腹满身重，难以转侧，口不仁，面垢，谵语遗尿，发汗则谵语，下之则额上生汗，手足逆冷。若自汗出者，白虎汤主之。（219）	白虎汤：石膏30g，知母15g，炙甘草9g，粳米15g
自汗	伴恶风	太阳病（中风表虚证）	太阳中风，阳浮而阴弱。阳浮者，热自发，阴弱者，汗自出。啬啬恶寒，淅淅恶风，翕翕发热，鼻鸣干呕者，桂枝汤主之。（12）	桂枝汤：桂枝9g，白芍9g，生姜9g，炙甘草6g，大枣15g
漏汗	伴恶风、四肢拘急、小便难	太阳病变证（阴阳两虚证）	太阳病，发汗，遂漏不止，其人恶风，小便难，四肢微急，难以屈伸者，桂枝加附子汤主之。（20）	桂枝加附子汤：桂枝9g，芍药9g，炙甘草9g，生姜9g，大枣15g，炮附子6g

二、大汗

症状	鉴别要点	诊断	《伤寒论》原文	方药
大汗	伴手足厥冷、下利	少阴病（阴盛阳衰）	大汗，若大下利而厥冷者，四逆汤主之。（354）	四逆汤：炙甘草9g，干姜9g，生附子6g
大汗	伴发热恶寒、脉洪大	太阳病（轻证；大汗表邪未尽）	服桂枝汤，大汗出，脉洪大者，与桂枝汤，如前法。若形似疟，一日再发者，汗出必解，宜桂枝二麻黄一汤。（25）	桂枝二麻黄一汤：桂枝6g，芍药9g，麻黄5g，生姜9g，杏仁9g，炙甘草9g，大枣15g
大汗	伴烦渴、脉洪大	太阳病变证（热证）	服桂枝汤，大汗出后，大烦渴不解，脉洪大者，白虎加人参汤主之。（26）	白虎加人参汤：知母15g，石膏30g，炙甘草9g，粳米15g，人参3g
大汗	伴失眠、口渴、小便不利	太阳病变证（蓄水证）	太阳病，发汗后，大汗出，胃中干，烦躁不得眠，欲得饮水者，少少与饮之，令胃气和则愈。若脉浮，小便不利，微热，消渴者，五苓散主之。（71）	五苓散：桂枝6g，白术15g，泽泻15g，茯苓15g，猪苓15g
大汗	伴发热、恶寒、肢痛	厥阴病类似证（寒厥证）	大汗出，热不去，内拘急，四肢疼，又下利厥逆而恶寒者，四逆汤主之。（353）	四逆汤：炙甘草9g，干姜9g，生附子6g
大汗	伴吐、利、恶寒、发热	少阴寒化证	既吐且利，小便复利而大汗出，下利清谷，内寒外热，脉微欲绝者，四逆汤主之。（389）	四逆汤：炙甘草9g，干姜9g，生附子6g

三、多汗

症状	鉴别要点	诊断	《伤寒论》原文	方药
多汗	伴发热、便干	阳明病（腑实证）	阳明病，发热汗多者，急下之，宜大承气汤。（253）	大承气汤：大黄 15g，芒硝 15g，枳实 20g，厚朴 20g
多汗	伴口渴	阳明病变证	阳明病，汗出多而渴者，不可与猪苓汤，以汗多胃中燥，猪苓汤复利其小便故也。（224）	猪苓汤：茯苓 15g，泽泻 15g，猪苓 15g，滑石 15g，阿胶 3g
多汗	伴恶寒	阳明经证	阳明病，脉迟，汗出多，微恶寒者，表未解也，可发汗，宜桂枝汤。（234）	桂枝汤：桂枝 9g，芍药 9g，炙甘草 9g，生姜 6g，大枣 15g
多汗	伴便硬、谵语	阳明病（腑实证）	阳明病，其人多汗，以津液外出，胃中燥，大便必硬，硬则谵语，小承气汤主之。若一服谵语止者，更莫复服。（213）	小承气汤：大黄 6g，厚朴 15g，枳实 15g

四、手足汗出

症状	鉴别要点	诊断	《伤寒论》原文	方药
手足汗出	伴汗冷、纳差	阳明病（中寒证）	阳明病，若中寒者，不能食，小便不利，手足濈然汗出，此欲作固瘕，必大便初硬后溏。所以然者，以胃中冷，水谷不别故也。（191）	吴茱萸汤：吴茱萸5g，生姜15g，人参9g，大枣25g
手足汗出	伴全身濈然汗出、大便硬	阳明病（腑实证）	阳明病，脉迟，虽汗出不恶寒者，其身必重，短气，腹满而喘，有潮热者，此外欲解，可攻里也，手足濈然汗出者，此大便已硬也，大承气汤主之。（208）	大承气汤：大黄15g，芒硝15g，枳实20g，厚朴20g
手足汗出	伴潮热、便秘、谵语	阳明病（腑实证）	二阳并病，太阳证罢，但发潮热，手足漐漐汗出，大便难而谵语者，下之则愈，宜大承气汤。（220）	大承气汤：大黄15g，芒硝15g，枳实20g，厚朴20g

五、头汗

症状	鉴别要点	诊断	《伤寒论》原文	方药
头汗	伴有手足冷、心下满、不欲食、大便硬	少阳病本证	伤寒五六日，头汗出，微恶寒，手足冷，心下满，口不欲食，大便硬，脉细者，此为阳微结，必有表，复有里也，脉沉亦在里也。汗出为阳微，假令纯阴结，不得复有外证，悉入在里，此为半在里半在外也。脉虽沉紧，不得为少阴病。所以然者，阴不得有汗，今头汗出，故知非少阴也，可与小柴胡汤。设不了了者，得屎而解。（148）	小柴胡汤：柴胡9g，黄芩9g，人参6g，半夏9g，炙甘草9g，生姜9g，大枣15g
但头汗出	伴身发黄、腹满喘、口干咽烂	太阳病变证（火逆证）	太阳病中风，以火劫发汗。邪风被火热，血气流溢，失其常度。两阳相熏灼，其身发黄，阳盛则欲衄，阴虚小便难。阴阳俱虚竭，身体则枯燥，但头汗出，剂颈而还，腹满，微喘，口干咽烂，或不大便，久则谵语，甚者至哕，手足躁扰，捻衣摸床，小便利者，其人可治。（111）	大承气汤：大黄15g，芒硝15g，枳实20g，厚朴20g

续表

症状	鉴别要点	诊断	《伤寒论》原文	方药
但头汗出	伴下血、谵语	阳明病变证（热入血室证）	阳明病，下血谵语者，此为热入血室。但头汗出者，刺期门，随其实而泻之，濈然汗出则愈。（216）	小承气汤：大黄 15g，枳实 20g，厚朴 20g
但头汗出	伴发热、手足温、心中烦闷	阳明病变证（虚烦证）	阳明病，下之，其外有热，手足温，不结胸，心中懊侬，饥不能食，但头汗出者，栀子豉汤主之。（228）	栀子豉汤：栀子 15g，淡豆豉 15g
但头汗出，剂颈而还	伴身发黄、小便不利、口渴	阳明病（湿热发黄）	阳明病，发热汗出者，此为热越，不能发黄也。但头汗出，身无汗，剂颈而还，小便不利，渴饮水浆者，此为瘀热在里，身必发黄，茵陈蒿汤主之。（236）	茵陈蒿汤：茵陈 30g，栀子 15g，大黄 6g
但头微汗	伴微热、心下硬满	结胸而似少阳证	伤寒十余日，热结在里，复往来寒热者，与大柴胡汤。但结胸，无大热者，此为水结在胸胁也。但头微汗出者，大陷胸汤主之。（136）	大陷胸汤：大黄 6g，芒硝 5g，甘遂 1g

第三篇　问头身

一、头痛

症状	鉴别要点	诊断	《伤寒论》原文	方药
头痛	伴恶风	太阳病（中风表虚证）	太阳病，头痛，发热，汗出，恶风，桂枝汤主之。（13）	桂枝汤：桂枝9g，芍药9g，炙甘草9g，生姜6g，大枣15g
头痛	伴腰痛、骨节痛、恶风	太阳病（伤寒表实证）	太阳病，头痛发热，身疼腰痛，骨节疼痛，恶风，无汗而喘者，麻黄汤主之。（35）	麻黄汤：麻黄9g，桂枝6g，杏仁9g，炙甘草3g
头痛	伴发热，多日不大便，小便清	太阳病（中风表证）	伤寒不大便六七日，头痛有热者，与承气汤。其小便清者，知不在里，仍在表也，当须发汗。若头痛者，必衄，宜桂枝汤。（56）	桂枝汤：桂枝9g，芍药9g，炙甘草9g，生姜6g，大枣15g
头痛	伴发热、脉沉	少阴病（寒证）	病发热头痛，脉反沉，若不瘥，身体疼痛，当救其里。四逆汤方。（92）	四逆汤：炙甘草9g，干姜9g，生附子6g
头痛	伴呕、咳、厥	阳明病（中寒证）	阳明病，反无汗，而小便利，二三日呕而咳，手足厥者，必苦头痛。若不咳不呕，手足不厥者，头不痛。（197）	吴茱萸汤：吴茱萸5g，人参3g，生姜9g，大枣15g

续表

症状	鉴别要点	诊断	《伤寒论》原文	方药
头痛	伴干呕、吐涎沫	厥阴病（寒呕证）	干呕，吐涎沫，头痛者，吴茱萸汤主之。（378）	吴茱萸汤：吴茱萸5g，人参3g，生姜9g，大枣15g

二、颈强痛

症状	鉴别要点	诊断	《伤寒论》原文	方药
头项强痛	伴发热、上腹胀痛、尿少	太阳病类似证（蓄水证）	服桂枝汤，或下之，仍头项强痛，翕翕发热，无汗，心下满，微痛，小便不利者，桂枝去桂加茯苓白术汤主之。（28）	桂枝去桂加茯苓白术汤：芍药15g，生姜9g，炙甘草9g，大枣15g，茯苓15g，白术15g
项背强几几	伴汗出、恶风	太阳病（中风证兼颈痛）	太阳病，项背强几几，反汗出恶风者，桂枝加葛根汤主之。（14）	桂枝加葛根汤：葛根15g，芍药15g，炙甘草9g，生姜9g，大枣15g，桂枝6g
项背强几几	伴恶风、无汗	太阳病（伤寒证兼颈痛）	太阳病，项背强几几，无汗恶风，葛根汤主之。（31）	葛根汤：葛根15g，麻黄9g，桂枝6g，生姜9g，炙甘草9g，芍药15g，大枣15g

续表

症状	鉴别要点	诊断	《伤寒论》原文	方药
项强	伴心下痛，脉沉紧	太阳病变证（热实结胸证）	病发于阳，而反下之，热入因作结胸；病发于阴，而反下之，因作痞也。所以成结胸者，以下之太早故也。结胸者，项亦强，如柔痓状，下之则和，宜大陷胸丸。（131）	大陷胸丸：大黄 9g，葶苈子 15g，芒硝 9g，杏仁 15g
颈项强	伴恶风、胁下满、口渴	少阳病本证	伤寒四五日，身热恶风，颈项强，胁下满，手足温而渴者，小柴胡汤主之。（99）	小柴胡汤：柴胡 9g，黄芩 9g，人参 6g，半夏 9g，炙甘草 9g，生姜 9g，大枣 15g

三、身体痛

症状	鉴别要点	诊断	《伤寒论》原文	方药
身疼痛	脉浮紧、发热	太阳病（伤寒表实证）	太阳病，脉浮紧，无汗，发热，身疼痛，八九日不解，表证仍在，此当发其汗。服药已微除，其人发烦目瞑，剧者必衄，衄乃解，所以然者，阳气重故也。麻黄汤主之。（46）	麻黄汤：麻黄9g，桂枝6g，杏仁9g，炙甘草3g
身疼痛	伴发热恶寒、烦躁	太阳病（伤寒热证）	太阳中风，脉浮紧，发热恶寒，身疼痛，不汗出而烦躁者，大青龙汤主之。若脉微弱，汗出恶风者，不可服之，服之则厥逆，筋惕肉瞤，此为逆也。（38）	大青龙汤：麻黄9g，桂枝6g，炙甘草9g，杏仁9g，生姜9g，大枣15g，石膏50g
身疼痛	伴下利	太阳病变证（少阴寒证）	伤寒，医下之，续得下利清谷不止，身疼痛者，急当救里；后身疼痛，清便自调者，急当救表。救里宜四逆汤，救表宜桂枝汤。（91）	四逆汤：炙甘草9g，干姜9g，生附子6g 桂枝汤：桂枝9g，芍药9g，炙甘草9g，生姜6g，大枣15g
身疼痛	伴脉沉迟	太阳病变证（阴阳两虚证）	发汗后，身疼痛，脉沉迟者，桂枝加芍药生姜各一两人参三两新加汤主之。（62）	新加汤：桂枝9g，芍药12g，炙甘草6g，人参9g，大枣15g，生姜12g

续表

症状	鉴别要点	诊断	《伤寒论》原文	方药
身体疼烦	伴脉浮虚而涩、身体不能自转侧	太阳病（风湿）	伤寒八九日，风湿相抟，身体疼烦，不能自转侧，不呕，不渴，脉浮虚而涩者，桂枝附子汤主之。若其人大便硬，小便自利者，去桂加白术汤主之。（174）	桂枝附子汤：桂枝12g，附子15g，炮生姜6g，甘草6g（炙），大枣15g 去桂加白术汤：炮附子15g，白术12g，生姜6g，炙甘草6g，大枣15g
身痛不休	伴呕吐、下利	霍乱病	吐利止，而身痛不休者，当消息和解其外，宜桂枝汤小和之。（387）	桂枝汤：桂枝9g，芍药9g，炙甘草9g，生姜6g，大枣15g
身体痛，骨节痛	伴手足冷	少阴病（里证；寒化证）	少阴病，身体痛，手足寒，骨节痛，脉沉者，附子汤主之。（305）	附子汤：附子6g，茯苓15g，人参3g，白术15g，芍药15g
身痛，腰痛，骨节疼痛	伴脉浮紧	太阳病（伤寒表实证）	太阳病，头痛发热，身疼腰痛，骨节疼痛，恶风，无汗而喘者，麻黄汤主之。（35）	麻黄汤：麻黄9g，桂枝6g，杏仁9g，炙甘草3g
四肢疼	伴下利、恶寒	厥阴病类似证（寒厥证）	大汗出，热不去，内拘急，四肢疼，又下利厥逆而恶寒者，四逆汤主之。（353）	四逆汤：炙甘草9g，干姜9g，生附子6g

续表

症状	鉴别要点	诊断	《伤寒论》原文	方药
四肢沉痛	伴腹痛、尿少、下利、呕	少阴病里证（寒化证）	少阴病，二三日不已，至四五日，腹痛，小便不利，四肢沉重疼痛，自下利者，此为有水气。其人或咳，或小便利，或下利，或呕者，真武汤主之。（316）	真武汤：茯苓15g，白术15g，白芍15g，生姜9g，炮附子6g
体痛	伴恶寒	太阳病（伤寒表实证）	太阳病，或已发热，或未发热，必恶寒，体痛，呕逆，脉阴阳俱紧者，名为伤寒。（3）	麻黄汤：麻黄9g，桂枝6g，杏仁9g，炙甘草6g
肢节烦疼	伴呕吐、上腹胀	少阳病兼证/太阳少阳并病	伤寒六七日，发热，微恶寒，支节烦疼，微呕，心下支结，外证未去者，柴胡桂枝汤主之。（146）	柴胡桂枝汤：柴胡9g，黄芩9g，生姜9g，半夏9g，炙甘草9g，党参15g，大枣15g，桂枝6g，白芍6g
骨节疼烦，掣痛不得屈伸	伴出汗、尿少、恶风、水肿	太阳病（阳虚证）	风湿相抟，骨节疼烦，掣痛不得屈伸，近之则痛剧，汗出短气，小便不利，恶风不欲去衣，或身微肿者，甘草附子汤主之。（175）	甘草附子汤：炙甘草9g，炮附子6g，白术15g，桂枝9g

四、身黄

症状	鉴别要点	诊断	《伤寒论》原文	方药
身黄	伴脉沉，少腹硬或急，小便自利	太阳病变证（蓄血证）	太阳病身黄，脉沉结，少腹硬，小便不利者，为无血也。小便自利，其人如狂者，血证谛也，抵当汤主之。（125）	抵当汤：水蛭9g，虻虫6g，大黄9g，桃仁9g
身黄	伴烦热、不恶寒	阳明病变证（湿热证）	伤寒，身黄，发热，栀子柏皮汤主之。（261）	栀子柏皮汤：栀子15g，黄柏9g，炙甘草9g
身黄	伴有恶寒发热、头痛、脉浮	阳明病变证（表寒里湿热；发黄）	伤寒瘀热在里，身必黄，麻黄连轺赤小豆汤主之。（262）	麻黄连轺赤小豆汤：麻黄6g，连翘9g，杏仁9g，赤小豆30g，大枣15g，桑白皮10g，生姜6g，炙甘草6g
身黄	伴无汗、小便不利、烦热	阳明病变证（湿热发黄）	阳明病，无汗，小便不利，心中懊憹者，身必发黄。（199）	茵陈蒿汤：茵陈30g，大黄6g，栀子24g
身黄	伴小便不利、但头汗、口渴	阳明病（湿热发黄）	阳明病，发热汗出者，此为热越，不能发黄也。但头汗出，身无汗，剂颈而还，小便不利，渴饮水浆者，此为瘀热在里，身必发黄，茵陈蒿汤主之。（236）	茵陈蒿汤：茵陈30g，栀子15g，大黄6g

续表

症状	鉴别要点	诊断	《伤寒论》原文	方药
身目黄	伴恶寒、小便白	阳明病变证（寒湿发黄）	伤寒发汗已，身目为黄，所以然者，以寒湿在里不解故也。以为不可下也，于寒湿中求之。（259）	茵陈五苓散：桂枝3g，茯苓25g，猪苓15g，泽泻15g，白术15g，茵陈30g
身黄如橘子色	伴身热、小便不利、腹满、头汗	阳明病变证（发黄）	伤寒七八日，身黄如橘子色，小便不利，腹微满者，茵陈蒿汤主之。（260）	茵陈蒿汤：茵陈30g，栀子15g，大黄6g

五、身重水肿

症状	鉴别要点	诊断	《伤寒论》原文	方药
四肢沉重	伴便溏、呕吐、尿少、畏寒	少阴病里证（寒化证）	少阴病，二三日不已，至四五日，腹痛，小便不利，四肢沉重疼痛，自下利者，此为有水气。其人或咳，或小便利，或下利，或呕者，真武汤主之。（316）	真武汤：茯苓15g，白术15g，白芍15g，生姜9g，炮附子6g
一身尽重，不可转侧	伴谵语、易惊	少阳病（胆热扰心）	伤寒八九日，下之，胸满烦惊，小便不利，谵语，一身尽重，不可转侧者，柴胡加龙骨牡蛎汤主之。（107）	柴胡加龙骨牡蛎汤：柴胡9g，龙骨30g，黄芩9g，生姜9g，人参6g，桂枝6g，茯苓15g，法半夏9g，大黄5g，牡蛎30g，大枣15g
身瞤动，振振欲擗地	伴心悸、头晕	太阳病变证（肾阳虚水泛证）	太阳病发汗，汗出不解，其人仍发热，心下悸，头眩，身瞤动，振振欲擗地者，真武汤主之。（82）	真武汤：茯苓15g，白术15g，白芍15g，生姜9g，炮附子6g
从腰以下水肿	脉沉	三焦水热互结、痰饮积聚	大病瘥后，从腰以下有水气者，牡蛎泽泻散主之。（395）	牡蛎泽泻散：牡蛎30g，泽泻20g，葶苈子15g，商陆15g，海藻30g，瓜蒌根15g，常山10g

六、四肢拘急

症状	鉴别要点	诊断	《伤寒论》原文	方药
四肢拘急	伴脉微欲绝、汗出而厥	少阴寒厥证	吐已下断，汗出而厥，四肢拘急不解，脉微欲绝者，通脉四逆加猪胆汤主之。（390）	通脉四逆加猪胆汤：炙甘草9g，干姜9g，生附子6g，猪胆汁1.5g
四肢微急、难以屈伸	伴漏汗、恶风、小便难	太阳病变证（阴阳两虚证）	太阳病，发汗，遂漏不止，其人恶风，小便难，四肢微急，难以屈伸者，桂枝加附子汤主之。（20）	桂枝加附子汤：桂枝9g，芍药9g，炙甘草9g，生姜9g，大枣15g，炮附子6g

第四篇　问二便

一、大便秘

症状	鉴别要点	诊断	《伤寒论》原文	方药
便秘，便质硬	伴谵语，腹痛，潮热	阳明病（腑实证）	阳明病，谵语有潮热，反不能食者，胃中必有燥屎五六枚也。若能食者，但硬耳，宜大承气汤下之。（215）	大承气汤：大黄 15g，芒硝 15g，枳实 20g，厚朴 20g
便干，便秘数日	伴消谷善饥	阳明病变证（蓄血证）	病人无表里证，发热七八日，虽脉浮数者，可下之。假令已下，脉数不解，合热则消谷喜饥，至六七日不大便者，有瘀血，宜抵当汤。（257）	抵当汤：大黄 15g，水蛭 9g，桃仁 9g，虻虫 6g
便干，便秘日久	伴潮热、谵语、循衣摸床、直视	阳明病（腑实证）	伤寒若吐若下后不解，不大便五六日，上至十余日，日晡所发潮热，不恶寒，独语如见鬼状。若剧者，发则不识人，循衣摸床，惕而不安，微喘直视。脉弦者生，涩者死。微者，但发热谵语者，大承气汤主之。若一服利，则止后服。（212）	大承气汤：大黄 15g，芒硝 15g，枳实 20g，厚朴 20g

续表

症状	鉴别要点	诊断	《伤寒论》原文	方药
便干，大便硬	伴谵语、潮热、出汗	阳明病（腑实证）	二阳并病，太阳证罢，但发潮热，手足漐漐汗出，大便难而谵语者，下之则愈，宜大承气汤。（220）	大承气汤：大黄 15g，芒硝 15g，枳实 20g，厚朴 20g
便干，便秘日久	伴直视、低热	阳明病（腑实；下伤肝肾之阴证）	伤寒六七日，目中不了了，睛不和，无表里证，大便难，身微热者，此为实也，急下之，宜大承气汤。（252）	大承气汤：大黄 15g，芒硝 15g，枳实 20g，厚朴 20g
大便硬	无腹痛、压痛	阳明病（脾约证）	趺阳脉浮而涩，浮则胃气强，涩则小便数，浮涩相抟，大便则硬，其脾为约，麻子仁丸主之。（247）	麻子仁丸：麻仁 20g，大黄 6g，枳实 20g，厚朴 20g，白芍 15g，杏仁 10g
大便硬	伴大汗、谵语	阳明病（腑实证）	阳明病，其人多汗，以津液外出，胃中燥，大便必硬，硬则谵语，小承气汤主之。若一服谵语止者，更莫复服。（213）	小承气汤：大黄 6g，厚朴 15g，枳实 15g
大便乍难乍易	伴微热、喘冒不能卧	阳明病（腑实证）	病人小便不利，大便乍难乍易，时有微热，喘冒不能卧者，有燥屎也，宜大承气汤。（242）	大承气汤：大黄 15g，芒硝 15g，枳实 20g，厚朴 20g

续表

症状	鉴别要点	诊断	《伤寒论》原文	方药
数日不排便	伴腹满痛	阳明病（腑实证）	大下后，六七日不大便，烦不解，腹满痛者，此有燥屎也。所以然者，本有宿食故也。宜大承气汤。（241）	大承气汤：大黄 15g，芒硝 15g，枳实 20g，厚朴 20g
黑便	伴记忆力下降	阳明病变证（蓄血证）	阳明证，其人喜忘者，必有蓄血。所以然者，本有久瘀血，故令喜忘。屎虽硬，大便反易，其色必黑者，宜抵当汤下之。（237）	抵当汤：大黄 15g，水蛭 9g，桃仁 9g，虻虫 6g

二、大便初硬后溏

症状	鉴别要点	诊断	《伤寒论》原文	方药
大便初硬后溏	伴不能食、小便不利、手足汗	阳明病（中寒证）	阳明病，若中寒者，不能食，小便不利，手足濈然汗出，此欲作固瘕，必大便初硬后溏。所以然者，以胃中冷，水谷不别故也。（191）	吴茱萸汤：吴茱萸 5g，生姜 15g，人参 9g，大枣 25g
大便初硬后溏	伴头汗、手足冷、纳差、上腹胀	少阳病本证	伤寒五六日，头汗出，微恶寒，手足冷，心下满，口不欲食，大便硬，脉细者，此为阳微结，必有表，复有里也，脉沉亦在里也。汗出为阳微，假令纯阴结，不得复有外证，悉入在里，此为半在里半在外也。脉虽沉紧，不得为少阴病。所以然者，阴不得有汗，今头汗出，故知非少阴也，可与小柴胡汤。设不了了者，得屎而解。（148）	小柴胡汤：柴胡 9g，黄芩 9g，法半夏 9g，生姜 9g，人参 6g，大枣 15g，甘草 9g

三、泄泻

症状	鉴别要点	诊断	《伤寒论》原文	方药
下利	伴咳、寒热、干呕、心下有水气	太阳病（伤寒证兼水饮）	伤寒表不解，心下有水气，干呕，发热而咳，或渴，或利，或噎，或小便不利，少腹满，或喘者，小青龙汤主之。（40）	小青龙汤：麻黄9g，桂枝6g，干姜9g，细辛3g，五味子6g，白芍15g，法半夏9g，炙甘草9g
下利	伴心下痞硬、肠鸣、上腹胀	太阳病变证（痞；下利）	伤寒，汗出解之后，胃中不和，心下痞硬，干噫食臭，胁下有水气，腹中雷鸣，下利者，生姜泻心汤主之。（157）	生姜泻心汤：生姜12g，法半夏9g，干姜9g，党参9g，大枣15g，炙甘草9g，黄芩9g，黄连3g
下利	伴上半身出汗、干呕、胁痛、头痛、心下痞硬	太阳病变证（悬饮）	太阳中风，下利呕逆，表解者，乃可攻之。其人漐漐汗出，发作有时，头痛，心下痞硬满，引胁下痛，干呕短气，汗出不恶寒者，此表解里未和也。十枣汤主之。（152）	十枣汤：芫花1.5g，甘遂1.5g，大戟1.5g，大枣30g
下利	伴呕吐、上腹胀、口苦	少阳病（兼阳明重证）	伤寒发热，汗出不解，心中痞硬，呕吐而下利者，大柴胡汤主之。（165）	大柴胡汤：柴胡9g，黄芩9g，法半夏9g，生姜9g，白芍15g，大枣15g，大黄6g，枳实20g

续表

症状	鉴别要点	诊断	《伤寒论》原文	方药
下利	伴大便臭而不爽、脉滑数	阳明少阳合病	阳明少阳合病，必下利。其脉不负者为顺也，负者失也。互相克贼，名为负也。脉滑而数者，有宿食也，当下之，宜大承气汤。（256）	大承气汤：大黄15g，芒硝15g，枳实20g，厚朴20g
下利	不渴	太阴病（里寒证）	自利不渴者，属太阴，以其脏有寒故也，当温之，宜服四逆辈。（277）	理中汤：干姜、人参、白术、炙甘草各9g
下利	伴干呕、厥冷	少阴病（里证；寒化证）	少阴病，下利脉微者，与白通汤。利不止，厥逆无脉，干呕，烦者，白通加猪胆汁汤主之。服汤脉暴出者死，微续者生。（315）	白通加猪胆汁汤：葱白12g，附子15g，干姜6g，猪胆汁1.5g
下利	伴咽痛	少阴病（咽痛热证）	少阴病，下利，咽痛，胸满，心烦，猪肤汤主之。（310）	猪肤汤：猪皮60g，米粉50g，白蜜30g
下利	伴大汗、肢痛、恶寒、厥冷	厥阴病类似证（寒厥证）	大汗出，热不去，内拘急，四肢疼，又下利厥逆而恶寒者，四逆汤主之。（353）	四逆汤：附子12g，干姜9g，炙甘草15g
下利	伴谵语	厥阴病类似证（下利）/阳明病（腑实证）	下利谵语者，有燥屎也，宜小承气汤。（374）	小承气汤：大黄6g，厚朴15g，枳实15g
下利	伴便脓血日久	少阴病里证（寒化证；虚寒下利）	少阴病，下利，便脓血者，桃花汤主之。（306）	桃花汤：赤石脂20g，干姜12g，粳米15g

续表

症状	鉴别要点	诊断	《伤寒论》原文	方药
下利	伴呕、渴、失眠	少阴病里证（水热互结）	少阴病，下利六七日，咳而呕渴，心烦不得眠者，猪苓汤主之。（319）	猪苓汤：茯苓15g，泽泻15g，猪苓15g，滑石15g，阿胶3g
下利	伴不恶寒、手足冷、面赤	少阴病（阴盛格阳证）	少阴病，下利清谷，里寒外热，手足厥逆，脉微欲绝，身反不恶寒，其人面色赤，或腹痛，或干呕，或咽痛，或利止脉不出者，通脉四逆汤主之。（317）	通脉四逆汤：附子15g，干姜12g，炙甘草9g
下利	伴肠鸣、上腹胀、干呕	太阳病变证（痞）	伤寒中风，医反下之，其人下利，日数十行，谷不化，腹中雷鸣，心下痞硬而满，干呕，心烦不得安。医见心下痞，谓病不尽，复下之，其痞益甚。此非结热，但以胃中虚，客气上逆，故使硬也。甘草泻心汤主之。（158）	甘草泻心汤：炙甘草12g，黄芩9g，黄连3g，法半夏9g，干姜9g，人参6g，大枣15g
下利	伴寒热、身痛	太阳伤寒兼证/太阳与阳明合病	太阳与阳明合病者，必自下利，葛根汤主之。（32）	葛根汤：葛根15g，麻黄6g，桂枝6g，白芍15g，生姜9g，炙甘草9g，大枣15g

续表

症状	鉴别要点	诊断	《伤寒论》原文	方药
下利	伴肢体疼痛、畏寒、咳吐、但欲寐、脉微细	少阴病里证（寒化证）	少阴病，二三日不已，至四五日，腹痛，小便不利，四肢沉重疼痛，自下利者，此为有水气。其人或咳，或小便利，或下利，或呕者，真武汤主之。（316）	真武汤：附子9g，白术15g，茯苓15g，白芍15g，生姜15g
下利	伴里急后重、发热	厥阴病（热利）	热利下重者，白头翁汤主之。（371）	白头翁汤：白头翁15g，黄连9g，黄柏9g，秦皮15g
下利	伴口渴	厥阴病（热利）	下利，欲饮水者，以有热故也。白头翁汤主之。（373）	白头翁汤：白头翁15g，黄连9g，黄柏9g，秦皮15g
下利	伴咽不适、厥冷	厥阴病类似证（上热下寒证）	伤寒六七日，大下后，寸脉沉而迟，手足厥逆，下部脉不至，喉咽不利，唾脓血，泄利不止者，为难治，麻黄升麻汤主之。（357）	麻黄升麻汤：麻黄6g，升麻4g，当归5g，知母9g，玉竹9g，天冬15g，石膏30g，桂枝6g，白芍15g，白术9g，干姜9g，黄芩9g，炙甘草9g
下利	伴吐、大汗、内寒外热、厥冷	霍乱病	吐利汗出，发热恶寒，四肢拘急，手足厥冷者，四逆汤主之。（388）	四逆汤：附子12g，干姜9g，炙甘草15g

续表

症状	鉴别要点	诊断	《伤寒论》原文	方药
下利	伴脉促、喘、汗出	太阳病变证（热证）	太阳病，桂枝证，医反下之，利遂不止，脉促者，表未解也，喘而汗出者，葛根黄芩黄连汤主之。（34）	葛根黄芩黄连汤：葛根 15g，黄连 9g，黄芩 9g，炙甘草 9g
下利	伴上腹胀	太阳病变证（类痞证）	太阳病，外证未除，而数下之，遂协热而利，利下不止，心下痞硬，表里不解者，桂枝人参汤主之。（163）	桂枝人参汤：桂枝 12g，干姜 9g，白术 9g，人参 9g，炙甘草 12g
下利	伴潮热、胸闷	阳明少阳合病	阳明病，发潮热，大便溏，小便自可，胸胁满不去者，与小柴胡汤。（229）	小柴胡汤：柴胡 9g，黄芩 9g，半夏 9g，生姜 9g，人参 6g，大枣 15g，甘草 9g
下利	伴厥冷、大汗	少阴病（阴盛阳衰）	大汗，若大下利而厥冷者，四逆汤主之。（354）	四逆汤：附子 12g，干姜 9g，炙甘草 15g
下利	伴恶寒、脉微	霍乱病（少阴寒证）	恶寒，脉微而复利，利止，亡血也，四逆加人参汤主之。（385）	四逆加人参汤：附子 12g，干姜 9g，炙甘草 15g，人参 9g
下利	伴咳、悸、尿少、腹痛、手指冷	少阴病类似证（阳郁证）	少阴病，四逆，其人或咳，或悸，或小便不利，或腹中痛，或泄利下重者，四逆散主之。（318）	四逆散：柴胡 9g，白芍 15g，枳实 15g，炙甘草 9g

续表

症状	鉴别要点	诊断	《伤寒论》原文	方药
下利清谷	伴脉微、大汗、畏寒、厥冷	少阴寒化证	既吐且利，小便复利而大汗出，下利清谷，内寒外热，脉微欲绝者，四逆汤主之。（389）	四逆汤：炙甘草9g，干姜9g，生附子6g
下利清谷	伴厥冷、脉迟、里寒外热	少阴病（里寒证兼表证）	脉浮而迟，表热里寒，下利清谷者，四逆汤主之。（225）	四逆汤：炙甘草9g，干姜9g，生附子6g
下利清水	伴上腹痛、口干燥、便臭秽	少阴病（热结旁流证）	少阴病，自利清水，色纯青，心下必痛，口干燥者，可下之，宜大承气汤。（321）	大承气汤：大黄15g，芒硝15g，枳实20g，厚朴20g

四、小便不利

症状	鉴别要点	诊断	《伤寒论》原文	方药
小便不利	伴身目鲜黄、腹胀	阳明病变证（发黄）	伤寒七八日，身黄如橘子色，小便不利，腹微满者，茵陈蒿汤主之。（260）	茵陈蒿汤：大黄6g，茵陈30g，栀子24g
小便不利	伴寒热往来、胸闷、呕吐	少阳病本证	伤寒五六日，中风，往来寒热，胸胁苦满，嘿嘿不欲饮食，心烦喜呕，或胸中烦而不呕，或渴，或腹中痛，或胁下痞硬，或心下悸，小便不利，或不渴，身有微热，或咳者，小柴胡汤主之。（96）	小柴胡汤：柴胡9g，黄芩9g，半夏9g，生姜9g，人参6g，大枣15g，甘草9g
小便不利，水肿	伴四肢沉重、下利	少阴病里证（水停证）	少阴病，二三日不已，至四五日，腹痛，小便不利，四肢沉重疼痛，自下利者，此为有水气。其人或咳，或小便利，或下利，或呕者，真武汤主之。（316）	真武汤：附子9g，白术15g，茯苓15g，白芍15g，生姜15g
小便不利，水肿	伴上腹胀、口渴、不欲饮、呕吐	太阳病变证（蓄水证）	本以下之，故心下痞，与泻心汤，痞不解。其人渴而口燥烦，小便不利者，五苓散主之。一方云，忍之一日乃愈。（156）	五苓散：桂枝3g，茯苓25g，猪苓15g，泽泻15g，白术15g
小便不利，水肿	伴上腹胀、头颈痛	太阳病类似证（蓄水证）	服桂枝汤，或下之，仍头项强痛，翕翕发热，无汗，心下满，微痛，小便不利者，桂枝去桂加茯苓白术汤主之。（28）	桂枝去桂加茯苓白术汤：茯苓15g，白术9g，白芍9g，生姜9g，炙甘草6g，大枣15g

续表

症状	鉴别要点	诊断	《伤寒论》原文	方药
小便不利，水肿	伴口渴、发热	阳明病（水热互结证）	若脉浮发热，渴欲饮水，小便不利者，猪苓汤主之。（223）	猪苓汤：茯苓15g，泽泻15g，猪苓15g，滑石15g，阿胶3g
小便不利，水肿	伴呕吐、喘	太阳病（伤寒证兼水饮）	伤寒表不解，心下有水气，干呕，发热而咳，或渴，或利，或噎，或小便不利，少腹满，或喘者，小青龙汤主之。（40）	小青龙汤：麻黄9g，桂枝9g，炙甘草6g，干姜9g，细辛3g，五味子9g，法半夏9g，白芍9g
小便不利，水肿	伴咳嗽、心悸、下利后重、腹痛、腹泻	少阴病类似证（阳郁证）	少阴病，四逆，其人或咳，或悸，或小便不利，或腹中痛，或泄利下重者，四逆散主之。（318）	四逆散：柴胡9g，白芍15g，枳实15g，炙甘草9g

第五篇　问饮食

一、纳差、饥不欲食

症状	鉴别要点	诊断	《伤寒论》原文	方药
纳差	伴心中烦闷、头汗、热	阳明病变证（虚烦证）	阳明病，下之，其外有热，手足温，不结胸，心中懊憹，饥不能食，但头汗出者，栀子豉汤主之。（228）	栀子豉汤：栀子15g，淡豆豉15g
纳差	伴胸闷、寒热往来	少阳病本证	伤寒五六日，中风，往来寒热，胸胁苦满，嘿嘿不欲饮食，心烦喜呕，或胸中烦而不呕，或渴，或腹中痛，或胁下痞硬，或心下悸，小便不利，或不渴，身有微热，或咳者，小柴胡汤主之。（96）	小柴胡汤：柴胡9g，黄芩9g，人参6g，半夏9g，炙甘草9g，生姜9g，大枣15g
不能食	伴便秘、腹泻交替	阳明病（中寒证）	阳明病，若中寒者，不能食，小便不利，手足濈然汗出，此欲作固瘕，必大便初硬后溏。所以然者，以胃中冷，水谷不别故也。（191）	吴茱萸汤：吴茱萸5g，生姜15g，人参9g，大枣25g
饥不能食	伴厥、吐、胸闷	厥阴病类似证（痰厥证）	病人手足厥冷，脉乍紧者，邪结在胸中，心下满而烦，饥不能食者，病在胸中，当须吐之，宜瓜蒂散。（355）	瓜蒂散：瓜蒂（熬黄）3g，赤小豆3g，淡豆豉5g

续表

症状	鉴别要点	诊断	《伤寒论》原文	方药
食不下	伴腹胀痛、呕吐、下利	太阴病（虚寒证）	太阴之为病，腹满而吐，食不下，自利益甚，时腹自痛。若下之，必胸下结硬。（273）	理中汤：干姜、人参、白术、炙甘草各 9g
不欲食	伴肢冷、头汗、便干	少阳病本证	伤寒五六日，头汗出，微恶寒，手足冷，心下满，口不欲食，大便硬，脉细者，此为阳微结，必有表，复有里也，脉沉亦在里也。汗出为阳微，假令纯阴结，不得复有外证，悉入在里，此为半在里半在外也。脉虽沉紧，不得为少阴病。所以然者，阴不得有汗，今头汗出，故知非少阴也，可与小柴胡汤。设不了了者，得屎而解。（148）	小柴胡汤：柴胡 9g，黄芩 9g，人参 6g，半夏 9g，炙甘草 9g，生姜 9g，大枣 15g
不欲食	伴烦躁、指尖寒	厥阴病（热厥证）	伤寒热少微厥，指头寒，嘿嘿不欲食，烦躁。数日小便利，色白者，此热除也。欲得食，其病为愈。若厥而呕，胸胁烦满者，其后必便血。（339）	乌梅丸：乌梅 20g，细辛 3g，干姜 9g，黄连 9g，当归 9g，炮附子 3g，花椒 6g，人参 6g，黄柏 9g，桂枝 6g 小柴胡汤：柴胡 9g，黄芩 9g，人参 6g，半夏 9g，炙甘草 9g，生姜 9g，大枣 15g

续表

症状	鉴别要点	诊断	《伤寒论》原文	方药
饥而不欲食	伴消渴、吐、利	厥阴病（上热下寒证）	厥阴之为病，消渴，气上撞心，心中疼热，饥而不欲食，食则吐蛔，下之利不止。（326）	乌梅丸：乌梅20g，细辛3g，干姜9g，黄连9g，当归9g，炮附子3g，花椒6g，人参6g，黄柏9g，桂枝6g
食难用饱	伴尿少、脉迟	阳明病变证（黄疸）	阳明病，脉迟，食难用饱，饱则微烦头眩，必小便难，此欲作谷瘅。虽下之，腹满如故，所以然者，脉迟故也。（195）	吴茱萸汤：吴茱萸5g，生姜15g，人参9g，大枣25g

二、恶心、呕吐

症状	鉴别要点	诊断	《伤寒论》原文	方药
呕	伴颈强	太阳阳明合病	太阳与阳明合病，不下利但呕者，葛根加半夏汤主之。（33）	葛根加半夏汤：葛根12g，麻黄9g，芍药6g，桂枝6g，生姜6g，半夏15g，大枣15g
呕	咳	阳明病（中寒证）	阳明病，反无汗，而小便利，二三日呕而咳，手足厥者，必苦头痛。若不咳不呕，手足不厥者，头不痛。（197）	吴茱萸汤：吴茱萸5g，生姜15g，人参9g，大枣25g
呕	伴胁下满、便秘	阳明病类似证/少阳病	阳明病，胁下硬满，不大便而呕，舌上白胎者，可与小柴胡汤。上焦得通，津液得下，胃气因和，身濈然汗出而解。（230）	小柴胡汤：柴胡9g，黄芩9g，人参6g，半夏9g，炙甘草9g，生姜9g，大枣15g
呕	伴潮热	少阳病兼证/少阳兼阳明证	伤寒十三日不解，胸胁满而呕，日晡所发潮热，已而微利，此本柴胡证，下之以不得利，今反利者，知医以丸药下之，此非其治也。潮热者，实也，先宜服小柴胡汤以解外，后以柴胡加芒硝汤主之。（104）	小柴胡汤：柴胡9g，黄芩9g，人参6g，半夏9g，炙甘草9g，生姜9g，大枣15g 柴胡加芒硝汤：柴胡9g，黄芩9g，人参6g，甘草9g，生姜9g，半夏9g，大枣15g，芒硝6g

续表

症状	鉴别要点	诊断	《伤寒论》原文	方药
呕	伴下利、咳、口渴、失眠	少阴病里证（水热互结）	少阴病，下利六七日，咳而呕渴，心烦不得眠者，猪苓汤主之。（319）	猪苓汤：茯苓15g，泽泻15g，猪苓15g，滑石15g，阿胶3g
呕	伴厥冷、便血	厥阴病（热厥证）	伤寒热少微厥，指头寒，嘿嘿不欲食，烦躁。数日小便利，色白者，此热除也。欲得食，其病为愈。若厥而呕，胸胁烦满者，其后必便血。（339）	乌梅丸：乌梅20g，细辛3g，干姜9g，黄连9g，当归9g，炮附子3g，花椒6g，人参6g，黄柏9g，桂枝6g 小柴胡汤：柴胡9g，黄芩9g，人参6g，半夏9g，炙甘草9g，生姜9g，大枣15g
呕	伴发热	少阳病	呕而发热者，小柴胡汤主之。（379）	小柴胡汤：柴胡9g，黄芩9g，人参6g，半夏9g，炙甘草9g，生姜9g，大枣15g
呕	伴热、厥	少阴病（寒化证）	呕而脉弱，小便复利，身有微热，见厥者难治，四逆汤主之。（377）	四逆汤：炙甘草9g，干姜9g，生附子6g

续表

症状	鉴别要点	诊断	《伤寒论》原文	方药
干呕	伴恶寒、出汗	太阳病（中风表虚证）	太阳中风，阳浮而阴弱。阳浮者，热自发，阴弱者，汗自出。啬啬恶寒，淅淅恶风，翕翕发热，鼻鸣干呕者，桂枝汤主之。（12）	桂枝汤：桂枝9g，芍药9g，炙甘草9g，生姜6g，大枣15g
干呕	伴恶寒、身痛、咳喘	太阳病（伤寒证兼水饮）	伤寒表不解，心下有水气，干呕，发热而咳，或渴，或利，或噎，或小便不利，少腹满，或喘者，小青龙汤主之。（40）	小青龙汤：麻黄9g，芍药9g，细辛3g，干姜9g，炙甘草9g，桂枝6g，五味子15g，半夏9g
干呕	伴下利、肠鸣、上腹胀	太阳病变证（痞）	伤寒中风，医反下之，其人下利日数十行，谷不化，腹中雷鸣，心下痞硬而满，干呕，心烦不得安。医见心下痞，谓病不尽，复下之，其痞益甚。此非结热，但以胃中虚，客气上逆，故使硬也。甘草泻心汤主之。（158）	甘草泻心汤：炙甘草12g，黄芩9g，干姜9g，半夏15g，大枣15g，黄连3g
干呕	伴厥逆、躁	少阴病（里证；寒化证）	少阴病，下利脉微者，与白通汤。利不止，厥逆无脉，干呕，烦者，白通加猪胆汁汤主之。服汤脉暴出者死，微续者生。（315）	白通汤：葱白12g，附子15g，干姜6g 白通加猪胆汁汤：葱白12g，附子15g，干姜6g，猪胆汁1.5g

续表

症状	鉴别要点	诊断	《伤寒论》原文	方药
干呕	伴吐涎沫、头痛	厥阴病（寒呕证）	干呕，吐涎沫，头痛者，吴茱萸汤主之。（378）	吴茱萸汤：吴茱萸5g，人参3g，生姜9g，大枣15g
干呕	伴胁下硬满、寒热往来	少阳病本证	本太阳病不解，转入少阳者，胁下硬满，干呕不能食，往来寒热，尚未吐下，脉沉紧者，与小柴胡汤。（266）	小柴胡汤：柴胡9g，黄芩9g，人参6g，半夏9g，炙甘草9g，生姜9g，大枣15g
呕	伴腹痛、肢痛、下利	少阴病里证（寒化证）	少阴病，二三日不已，至四五日，腹痛，小便不利，四肢沉重疼痛，自下利者，此为有水气。其人或咳，或小便利，或下利，或呕者，真武汤主之。（316）	真武汤：茯苓15g，白术15g，白芍15g，生姜9g，炮附子6g
哕	伴干呕、腹满	厥阴病类似证（呕哕）	伤寒，哕而腹满，视其前后，知何部不利，利之即愈。（381）	理中汤：干姜、人参、白术、炙甘草各9g
呕不止	伴心下急	少阳病（兼阳明腑实）	太阳病，过经十余日，反二三下之，后四五日，柴胡证仍在者，先与小柴胡。呕不止，心下急，郁郁微烦者，为未解也，与大柴胡汤，下之则愈。（103）	大柴胡汤：柴胡9g，黄芩9g，芍药15g，半夏9g，枳实15g，生姜9g，大枣15g，大黄6g

续表

症状	鉴别要点	诊断	《伤寒论》原文	方药
呕逆	伴恶寒、身痛、脉紧	太阳病（伤寒表实证）	太阳病，或已发热，或未发热，必恶寒，体痛，呕逆，脉阴阳俱紧者，名为伤寒。（3）	麻黄汤：麻黄 9g，桂枝 6g，杏仁 9g，炙甘草 6g
呕吐	伴腹痛，或腹冷，或下肢怕冷	太阳病变证（上热下寒证）	伤寒，胸中有热，胃中有邪气，腹中痛，欲呕吐者，黄连汤主之。（173）	黄连汤：黄连 9g，干姜 6g，法半夏 9g，桂枝 6g，炙甘草 9g，大枣 15g，人参 6g
呕	伴失眠	太阳变证（虚热证）	发汗后，水药不得入口为逆，若更发汗，必吐下不止。发汗吐下后，虚烦不得眠，若剧者，必反复颠倒，心中懊侬，栀子豉汤主之。若少气者，栀子甘草豉汤主之。若呕者，栀子生姜豉汤主之。（76）	栀子豉汤：栀子 15g，淡豆豉 15g 栀子甘草豉汤：栀子 9g，炙甘草 6g，淡豆豉 15g； 栀子生姜豉汤：栀子 9g，生姜 15g，淡豆豉 15g
微呕	伴寒热往来、身痛、上腹痛	少阳病兼证 / 太阳少阳并病	伤寒六七日，发热，微恶寒，支节烦疼，微呕，心下支结，外证未去者，柴胡桂枝汤主之。（146）	柴胡桂枝汤：柴胡 9g，黄芩 9g，生姜 9g，半夏 9g，炙甘草 9g，党参 15g，大枣 15g，桂枝 6g，白芍 6g

续表

症状	鉴别要点	诊断	《伤寒论》原文	方药
喜呕	伴寒热往来、苦满、纳差	少阳病本证	伤寒五六日，中风，往来寒热，胸胁苦满，嘿嘿不欲饮食，心烦喜呕，或胸中烦而不呕，或渴，或腹中痛，或胁下痞硬，或心下悸，小便不利，或不渴，身有微热，或咳者，小柴胡汤主之。（96）	小柴胡汤：柴胡9g，黄芩9g，人参6g，半夏9g，炙甘草9g，生姜9g，大枣15g
吐	伴腹胀痛、纳差、下利	太阴病（虚寒证）	太阴之为病，腹满而吐，食不下，自利益甚，时腹自痛。若下之，必胸下结硬。（273）	理中汤：干姜、人参、白术、炙甘草各9g
吐	伴下利、逆冷、烦躁	少阴寒证逆犯中焦	少阴病，吐利，手足逆冷，烦躁欲死者，吴茱萸汤主之。（309）	吴茱萸汤：吴茱萸5g，人参3g，生姜9g，大枣15g
吐	伴下利、寒热、厥冷	霍乱病	吐利汗出，发热恶寒，四肢拘急，手足厥冷者，四逆汤主之。（388）	四逆汤：炙甘草9g，干姜9g，生附子6g
吐	伴利、大汗	少阴寒化证	既吐且利，小便复利而大汗出，下利清谷，内寒外热，脉微欲绝者，四逆汤主之。（389）	四逆汤：炙甘草9g，干姜9g，生附子6g
欲吐	伴气短	瘥后劳复阳明病	伤寒解后，虚羸少气，气逆欲吐，竹叶石膏汤主之。（397）	竹叶石膏汤：竹叶6g，石膏50g，半夏9g，麦冬20g，人参6g，炙甘草6g，粳米10g

续表

症状	鉴别要点	诊断	《伤寒论》原文	方药
欲吐不吐	伴下利、小便清	少阴病（里证；寒化证）	少阴病，欲吐不吐，心烦，但欲寐，五六日自利而渴者，属少阴也，虚故引水自救。若小便色白者，少阴病形悉具。小便白者，以下焦虚有寒，不能制水，故令色白也。（282）	四逆汤：炙甘草9g，干姜9g，生附子6g
饮食入口则吐	伴腹冷	少阴病（里证；寒化证）	少阴病，饮食入口则吐，心中温温欲吐，复不能吐，始得之，手足寒，脉弦迟者，此胸中实，不可下也，当吐之。若膈上有寒饮，干呕者，不可吐也，当温之，宜四逆汤。（324）	四逆汤：炙甘草9g，干姜9g，生附子6g
水入则吐	伴发热、烦、渴	太阳病变证（蓄水证）	中风发热，六七日不解而烦，有表里证，渴欲饮水，水入则吐者，名曰水逆，五苓散主之。（74）	五苓散：桂枝6g，白术15g，泽泻15g，茯苓15g，猪苓15g
食入即吐	伴厥	厥阴病类似证（上热下寒证）	伤寒本自寒下，医复吐下之，寒格更逆吐下，若食入口即吐，干姜黄芩黄连人参汤主之。（359）	干姜黄芩黄连人参汤：干姜9g，黄芩9g，黄连9g，人参9g
唾稀痰	伴胸寒	瘥后劳复太阴病	大病瘥后，喜唾，久不了了，胸上有寒，当以丸药温之，宜理中丸。（396）	理中丸：党参15g，白术15g，干姜9g，炙甘草9g

续表

症状	鉴别要点	诊断	《伤寒论》原文	方药
唾脓血	伴厥冷、下利、咽痛	厥阴病类似证 （上热下寒证）	伤寒六七日，大下后，寸脉沉而迟，手足厥逆，下部脉不至，喉咽不利，唾脓血，泄利不止者，为难治，麻黄升麻汤主之。（357）	麻黄升麻汤：麻黄 6g，升麻 4g，当归 5g，知母 9g，玉竹 9g，天冬 15g，石膏 30g，桂枝 6g，白芍 15g，白术 9g，干姜 9g，黄芩 9g，炙甘草 9g

第六篇　问胸腹

一、胸满、胸胁满

症状	鉴别要点	诊断	《伤寒论》原文	方药
胸满	伴喘、发热、恶寒、无汗	太阳阳明合病	太阳与阳明合病，喘而胸满者，不可下，宜麻黄汤。（36）	麻黄汤：麻黄9g，桂枝9g，杏仁9g，炙甘草9g
胸满	伴小便不利、谵语、身重	少阳病（胆热扰心）	伤寒八九日，下之，胸满烦惊，小便不利，谵语，一身尽重，不可转侧者，柴胡加龙骨牡蛎汤主之。（107）	柴胡加龙骨牡蛎汤：柴胡9g，龙骨30g，黄芩9g，生姜9g，人参6g，桂枝6g，茯苓15g，法半夏9g，大黄5g，牡蛎30g，大枣15g
胸满	伴烦热、汗出	太阳病变证（热证）	发汗若下之而烦热，胸中窒者，栀子豉汤主之。（77）	栀子豉汤：栀子15g，豆豉15g

续表

症状	鉴别要点	诊断	《伤寒论》原文	方药
胸胁满	伴便秘、潮热	少阳病兼证/少阳兼阳明证	伤寒十三日不解，胸胁满而呕，日晡所发潮热，已而微利，此本柴胡证，下之以不得利，今反利者，知医以丸药下之，此非其治也。潮热者，实也，先宜服小柴胡汤以解外，后以柴胡加芒硝汤主之。(104)	柴胡加芒硝汤：柴胡9g，黄芩9g，法半夏9g，生姜9g，人参6g，大枣15g，甘草9g，芒硝6g
胸胁满	伴小便不利、渴、但头汗	少阳病兼证(兼痰饮内结证)	伤寒五六日，已发汗而复下之，胸胁满微结，小便不利，渴而不呕，但头汗出，往来寒热，心烦者，此为未解也，柴胡桂枝干姜汤主之。(147)	柴胡桂枝干姜汤：柴胡9g，桂枝9g，干姜6g，黄芩9g，瓜蒌15g，牡蛎15g，炙甘草9g
胸胁满	伴潮热、便溏	阳明病类似证/阳明少阳合证	阳明病，发潮热，大便溏，小便自可，胸胁满不去者，与小柴胡汤。(229)	小柴胡汤：柴胡9g，黄芩9g，半夏9g，生姜9g，人参6g，大枣15g，甘草9g
胸胁苦满	伴咽干、口苦、眩晕	少阳病	伤寒五六日，中风，往来寒热，胸胁苦满，嘿嘿不欲饮食，心烦喜呕，或胸中烦而不呕，或渴，或腹中痛，或胁下痞硬，或心下悸，小便不利，或不渴，身有微热，或咳者，小柴胡汤主之。(96)	小柴胡汤：柴胡9g，黄芩9g，半夏9g，生姜9g，人参6g，大枣15g，甘草9g

二、心下满

症状	鉴别要点	诊断	《伤寒论》原文	方药
心下满	伴头汗、手足冷、便秘、脉弦细	少阳病本证	伤寒五六日，头汗出，微恶寒，手足冷，心下满，口不欲食，大便硬，脉细者，此为阳微结，必有表，复有里也，脉沉亦在里也。汗出为阳微，假令纯阴结，不得复有外证，悉入在里，此为半在里半在外也。脉虽沉紧，不得为少阴病。所以然者，阴不得有汗，今头汗出，故知非少阴也，可与小柴胡汤。设不了了者，得屎而解。（148）	小柴胡汤：柴胡9g，黄芩9g，半夏9g，生姜9g，人参6g，大枣15g，甘草9g
心下满，微痛	伴头痛、发热、小便不利	太阳病类似证（蓄水证）	服桂枝汤，或下之，仍头项强痛，翕翕发热，无汗，心下满，微痛，小便不利者，桂枝去桂加茯苓白术汤主之。（28）	桂枝去桂加茯苓白术汤：茯苓15g，白术9g，白芍9g，生姜9g，炙甘草6g，大枣15g
心下逆满	伴气冲胸、头眩、脉沉紧、身摇	太阳病变证（脾虚水饮证）	伤寒，若吐，若下后，心下逆满，气上冲胸，起则头眩，脉沉紧，发汗则动经，身为振振摇者，茯苓桂枝白术甘草汤主之。（67）	茯苓桂枝白术甘草汤：茯苓20g，桂枝6g，白术15g，炙甘草9g
心下支结	伴发热、肢节疼	少阳病兼证/太阳少阳并病	伤寒六七日，发热，微恶寒，支节烦疼，微呕，心下支结，外证未去者，柴胡桂枝汤主之。（146）	柴胡桂枝汤：柴胡9g，黄芩9g，法半夏9g，生姜9g，党参15g，大枣15g，炙甘草9g，桂枝6g，白芍15g

三、心下痞（胃胀）

症状	鉴别要点	诊断	《伤寒论》原文	方药
心下痞硬	伴噫气	太阳病变证（痞类似病）	伤寒发汗，若吐、若下，解后，心下痞硬，噫气不除者，旋覆代赭汤主之。（161）	旋覆代赭汤：旋覆花 9g，代赭石 9g，法半夏 9g，生姜 9g，人参 6g，大枣 15g，炙甘草 9g
心下痞硬	伴热利、发热	太阳病变证（类痞证）	太阳病，外证未除，而数下之，遂协热而利，利下不止，心下痞硬，表里不解者，桂枝人参汤主之。（163）	桂枝人参汤：桂枝 12g，干姜 9g，白术 9g，人参 9g，炙甘草 12g
心中痞硬	伴呕吐、下利臭秽	少阳病（兼阳明重证）	伤寒发热，汗出不解，心中痞硬，呕吐而下利者，大柴胡汤主之。（165）	大柴胡汤：柴胡 9g，黄芩 9g，法半夏 9g，生姜 18g，大枣 15g，白芍 15g，大黄 6g，枳实 15g
心下痞硬而满	伴下利、肠鸣、干呕	太阳病变证（痞）	伤寒中风，医反下之，其人下利，日数十行，谷不化，腹中雷鸣，心下痞硬而满，干呕，心烦不得安。医见心下痞，谓病不尽，复下之，其痞益甚。此非结热，但以胃中虚，客气上逆，故使硬也。甘草泻心汤主之。（158）	甘草泻心汤：炙甘草 12g，黄芩 9g，干姜 9g，法半夏 9g，黄连 3g，人参 6g，大枣 15g

续表

症状	鉴别要点	诊断	《伤寒论》原文	方药
胃中不和，心下痞硬	伴噫气、食臭、肠鸣、胁下重、下利	太阳病变证（痞；下利）	伤寒，汗出解之后，胃中不和，心下痞硬，干噫食臭，胁下有水气，腹中雷鸣，下利者，生姜泻心汤主之。（157）	生姜泻心汤：生姜 12g，法半夏 9g，干姜 9g，党参 9g，大枣 15g，炙甘草 9g，黄芩 9g，黄连 3g
心下痞	伴恶寒、出汗	太阳病变证（阳虚热痞证）	心下痞，而复恶寒汗出者，附子泻心汤主之。（155）	附子泻心汤：大黄 6g，黄连 3g，黄芩 3g，炮附子 3g

四、心下痛

症状	鉴别要点	诊断	《伤寒论》原文	方药
心下痛	伴口干燥	少阴病（热结旁流证）	少阴病，自利清水，色纯青，心下必痛，口干燥者，可下之，宜大承气汤。（321）	大承气汤：大黄 15g，芒硝 15g，枳实 20g，厚朴 20g
心下满而硬痛	伴脉沉紧	太阳病（实证；结胸）	伤寒五六日，呕而发热者，柴胡汤证具，而以他药下之，柴胡证仍在者，复与柴胡汤。此虽已下之，不为逆，必蒸蒸而振，却发热汗出而解。若心下满而硬痛者，此为结胸也，大陷胸汤主之。但满而不痛者，此为痞，柴胡不中与之，宜半夏泻心汤。（149）	大陷胸汤：大黄 6g，芒硝 5g，甘遂 1g
心下痛，按之石硬	伴脉沉紧	太阳病变证（痰热结胸证）	伤寒六七日，结胸热实，脉沉而紧，心下痛，按之石硬者，大陷胸汤主之。（135）	大陷胸汤：大黄 6g，芒硝 5g，甘遂 1g
心中结痛	伴烦热	太阳病变证（胸膈热证）	伤寒五六日，大下之后，身热不去，心中结痛者，未欲解也，栀子豉汤主之。（78）	栀子豉汤：栀子 15g，淡豆豉 15g
心中疼热	伴消渴	厥阴病（上热下寒证）	厥阴之为病，消渴，气上撞心，心中疼热，饥而不欲食，食则吐蛔，下之利不止。（326）	乌梅丸：乌梅 20g，细辛 3g，干姜 9g，黄连 9g，当归 9g，炮附子 3g，花椒 6g，人参 6g，黄柏 9g，桂枝 6g

续表

症状	鉴别要点	诊断	《伤寒论》原文	方药
心下硬	伴头汗、脉沉迟	太阳病变证（结胸）	太阳病，脉浮而动数，浮则为风，数则为热，动则为痛，数则为虚。头痛发热，微盗汗出，而反恶寒者，表未解也。医反下之，动数变迟，膈内拒痛，胃中空虚，客气动膈，短气躁烦，心中懊憹，阳气内陷，心下因硬，则为结胸，大陷胸汤主之。（134）	大陷胸汤：大黄 6g，芒硝 5g，甘遂 1g
心下按之则痛	伴脉浮滑	太阳病变证（小结胸）	小结胸病，正在心下，按之则痛，脉浮滑者，小陷胸汤主之。（138）	小陷胸汤：黄连 6g，半夏 12g，瓜蒌 20g

五、心悸

症状	鉴别要点	诊断	《伤寒论》原文	方药
心悸	伴脉微	太阳病变证（心阳虚证）	发汗过多，其人叉手自冒心，心下悸，欲得按者，桂枝甘草汤主之。（64）	桂枝甘草汤：桂枝9g，炙甘草6g
心悸	伴头晕、身瞤动、汗出	太阳病变证（肾阳虚水泛证）	太阳病发汗，汗出不解，其人仍发热，心下悸，头眩，身瞤动，振振欲擗地者，真武汤主之。（82）	真武汤：附子9g，白术15g，茯苓15g，白芍15g，生姜15g
心悸	伴寒热往来、胸胁苦满、纳差、心烦、呕	少阳病	伤寒五六日，中风，往来寒热，胸胁苦满，嘿嘿不欲饮食，心烦喜呕，或胸中烦而不呕，或渴，或腹中痛，或胁下痞硬，或心下悸，小便不利，或不渴，身有微热，或咳者，小柴胡汤主之。（96）	小柴胡汤：柴胡9g，黄芩9g，半夏9g，生姜9g，人参6g，大枣15g，甘草9g
心悸	伴烦、脉微细	太阳病变证（脾虚证）	伤寒二三日，心中悸而烦者，小建中汤主之。（102）	小建中汤：桂枝6g，白芍15g，生姜9g，大枣15g，炙甘草6g，饴糖30g
心悸	伴脉结代	太阳病变证（阴阳两虚证）	伤寒，脉结代，心动悸，炙甘草汤主之。（177）	炙甘草汤：炙甘草18g，桂枝9g，麻子仁15g，大枣15g，生姜9g，生地50g，阿胶6g，麦冬18g，人参6g

续表

症状	鉴别要点	诊断	《伤寒论》原文	方药
心悸	伴厥逆	少阴病类似证（阳郁证）	少阴病，四逆，其人或咳，或悸，或小便不利，或腹中痛，或泄利下重者，四逆散主之。（318）	四逆散：柴胡 9g，白芍 15g，枳实 15g，炙甘草 9g

六、胁下满

症状	鉴别要点	诊断	《伤寒论》原文	方药
胁下满	伴身热、恶风、颈项强、手足温、口渴	少阳病本证	伤寒四五日，身热恶风，颈项强，胁下满，手足温而渴者，小柴胡汤主之。（99）	小柴胡汤：柴胡 9g，黄芩 9g，半夏 9g，生姜 9g，人参 6g，大枣 15g，甘草 9g
胁下硬满	伴便秘、呕、苔白	阳明病类似证/少阳病	阳明病，胁下硬满，不大便而呕，舌上白胎者，可与小柴胡汤。上焦得通，津液得下，胃气因和，身濈然汗出而解。（230）	小柴胡汤：柴胡 9g，黄芩 9g，半夏 9g，生姜 9g，人参 6g，大枣 15g，甘草 9g
胁下硬满	伴呕、不能食、往来寒热	少阳病本证	本太阳病不解，转入少阳者，胁下硬满，干呕不能食，往来寒热，尚未吐下，脉沉紧者，与小柴胡汤。（266）	小柴胡汤：柴胡 9g，黄芩 9g，半夏 9g，生姜 9g，人参 6g，大枣 15g，甘草 9g
胁下痞硬	伴咽干、口苦、眩晕	少阳病	伤寒五六日，中风，往来寒热，胸胁苦满，嘿嘿不欲饮食，心烦喜呕，或胸中烦而不呕，或渴，或腹中痛，或胁下痞硬，或心下悸，小便不利，或不渴，身有微热，或咳者，小柴胡汤主之。（96）	小柴胡汤：柴胡 9g，黄芩 9g，半夏 9g，生姜 9g，人参 6g，大枣 15g，甘草 9g

续表

症状	鉴别要点	诊断	《伤寒论》原文	方药
胸胁下满，如结胸状	伴谵语、发热恶寒、脉迟	太阳病变证（热入血室）	妇人中风，发热恶寒，经水适来，得之七八日，热除而脉迟身凉，胸胁下满，如结胸状，谵语者，此为热入血室也，当刺期门，随其实而取之。（143）	小柴胡汤：柴胡 24g，黄芩 9g，人参 6g，炙甘草 6g，半夏 9g，生姜 9g，大枣 15g

七、腹满

症状	鉴别要点	诊断	《伤寒论》原文	方药
腹满	伴心烦、卧起不安	太阳病变证（胸膈热证）	伤寒下后，心烦腹满，卧起不安者，栀子厚朴汤主之。（79）	栀子厚朴汤：栀子18g，厚朴12g，枳实15g
腹满	伴身重、口不仁、面垢	阳明病（三阳合病，阳明燥热亢盛）	三阳合病，腹满身重，难以转侧，口不仁，面垢，谵语遗尿，发汗则谵语，下之则额上生汗，手足逆冷。若自汗出者，白虎汤主之。（219）	白虎汤：石膏30g，知母12g，炙甘草9g，粳米15g
腹满	伴吐、食不下	太阴病（虚寒证）	太阴之为病，腹满而吐，食不下，自利益甚，时腹自痛。若下之，必胸下结硬。（273）	理中汤：人参、白术、干姜、炙甘草各9g
腹满	伴腹痛、苔黄，或腹中痛、有硬块，或痛而拒按	太阴病（里实证）	本太阳病，医反下之，因尔腹满时痛者，属太阴也，桂枝加芍药汤主之；大实痛者，桂枝加大黄汤主之。（279）	桂枝加芍药汤：桂枝9g，白芍18g，生姜9g，炙甘草6g，大枣15g；若痛有硬块或拒按，桂枝加大黄汤：桂枝9g，白芍9g，生姜9g，炙甘草6g，大枣15g，大黄6g

续表

症状	鉴别要点	诊断	《伤寒论》原文	方药
腹满	伴潮热	阳明病（实证）	腹满不减，减不足言，当下之，宜大承气汤。（255）	大承气汤：大黄 15g，芒硝 15g，枳实 20g，厚朴 20g
腹胀满	伴脉沉迟	太阳病变证（脾虚证）	发汗后，腹胀满者，厚朴生姜半夏甘草人参汤主之。（66）	厚朴生姜半夏甘草人参汤：厚朴 24g，生姜 24g，法半夏 9g，炙甘草 9g，人参 9g
腹胀满	伴下利、身痛、厥、脉微	厥阴病类似证（下利）	下利，腹胀满，身体疼痛者，先温其里，乃攻其表，温里宜四逆汤，攻表宜桂枝汤。（372）	四逆汤：附子 12g，干姜 9g，炙甘草 15g 桂枝汤：桂枝 9g，白芍 9g，生姜 9g，炙甘草 6g，大枣 15g
腹胀满	伴身热、汗出	阳明病（实证）	伤寒吐后，腹胀满者，与调胃承气汤。（249）	调胃承气汤：大黄 9g，芒硝 6g，炙甘草 6g
腹微满	伴身黄、小便不利、头汗	阳明病变证（发黄）	伤寒七八日，身黄如橘子色，小便不利，腹微满者，茵陈蒿汤主之。（260）	茵陈蒿汤：茵陈 30g，大黄 6g，栀子 24g
腹满痛	伴便秘、燥热	阳明病（腑实证）	大下后，六七日不大便，烦不解，腹满痛者，此有燥屎也。所以然者，本有宿食故也。宜大承气汤。（241）	大承气汤：大黄 15g，芒硝 15g，枳实 20g，厚朴 20g

续表

症状	鉴别要点	诊断	《伤寒论》原文	方药
腹满痛	伴发热、汗出	阳明病（里实证）	发汗不解，腹满痛者，急下之，宜大承气汤。（254）	大承气汤：大黄 15g，芒硝 15g，枳实 20g，厚朴 20g
腹满；腹大满不通	伴脉迟、汗出、身重、潮热	阳明病（腑实证）	阳明病，脉迟，虽汗出不恶寒者，其身必重，短气，腹满而喘，有潮热者，此外欲解，可攻里也，手足濈然汗出者，此大便已硬也，大承气汤主之。若汗多，微发热恶寒者，外未解也，其热不潮，未可与承气汤。若腹大满不通者，可与小承气汤，微和胃气，勿令至大泄下。（208）	承气类方
少腹满	伴小便自利	太阳病变证（蓄血证）	伤寒有热，少腹满，应小便不利，今反利者，为有血也，当下之，不可余药，宜抵当丸。（126）	抵当丸：大黄 15g，水蛭 6g，桃仁 9g，虻虫 6g
少腹硬	伴脉沉结、身黄、小便不利	太阳病变证（蓄血证）	太阳病身黄，脉沉结，少腹硬，小便不利者，为无血也。小便自利，其人如狂者，血证谛也，抵当汤主之。（125）	抵当汤：水蛭 9g，虻虫 6g，大黄 9g，桃仁 9g

续表

症状	鉴别要点	诊断	《伤寒论》原文	方药
少腹硬满	伴狂躁，小便自利，脉沉而微，恶寒	太阳病变证（蓄血证）	太阳病六七日，表证仍在，脉微而沉，反不结胸，其人发狂者，以热在下焦，少腹当硬满，小便自利者，下血乃愈。所以然者，以太阳随经，瘀热在里故也，抵当汤主之。（124）	抵当汤：水蛭 9g，虻虫 6g，大黄 9g，桃仁 9g
从心下至少腹硬满，痛不可近	伴潮热、舌燥、口渴、便秘	太阳病变证（结胸类似病）	太阳病，重发汗而复下之，不大便五六日，舌上燥而渴，日晡所小有潮热，从心下至少腹硬满而痛不可近者，大陷胸汤主之。（137）	大陷胸汤：大黄 9g，芒硝 10g，甘遂 1g

八、腹痛

症状	鉴别要点	诊断	《伤寒论》原文	方药
腹痛	伴脓血不鲜、喜温喜按	少阴病（里证；少阴寒化证）	少阴病，二三日至四五日，腹痛，小便不利，下利不止，便脓血者，桃花汤主之。（307）	桃花汤：赤石脂20g，干姜12g，粳米15g
腹痛	伴呕吐	太阳病变证（上热下寒证）	伤寒，胸中有热，胃中有邪气，腹中痛，欲呕吐者，黄连汤主之。（173）	黄连汤：黄连9g，干姜6g，法半夏9g，桂枝6g，炙甘草9g，大枣15g，人参6g
腹痛	伴寒热往来、胸闷、呕吐	少阳病本证	伤寒五六日，中风，往来寒热，胸胁苦满，嘿嘿不欲饮食，心烦喜呕，或胸中烦而不呕，或渴，或腹中痛，或胁下痞硬，或心下悸，小便不利，或不渴，身有微热，或咳者，小柴胡汤主之。（96）	小柴胡汤：柴胡9g，黄芩9g，半夏9g，生姜9g，人参6g，大枣15g，甘草9g
腹痛	伴心悸、咳、小便不利	少阴病类似证（阳郁证）	少阴病，四逆，其人或咳，或悸，或小便不利，或腹中痛，或泄利下重者，四逆散主之。（318）	四逆散：柴胡9g，白芍15g，枳实15g，炙甘草9g
腹痛	伴腹胀、纳差、吐利	太阴病（虚寒证）	太阴之为病，腹满而吐，食不下，自利益甚，时腹自痛。若下之，必胸下结硬。（273）	理中汤：干姜、人参、白术、炙甘草各9g

续表

症状	鉴别要点	诊断	《伤寒论》原文	方药
少腹急结	伴狂躁	太阳病变证（蓄血证）	太阳病不解，热结膀胱，其人如狂，血自下，下者愈。其外不解者，尚未可攻，当先解其外。外解已，但少腹急结者，乃可攻之，宜桃核承气汤。（106）	桃核承气汤：大黄 12g，桃仁 12g，芒硝 6g，炙甘草 12g，桂枝 6g

九、腹中雷鸣

症状	鉴别要点	诊断	《伤寒论》原文	方药
腹中雷鸣	伴心下痞硬、噫气食臭、下利	太阳病变证（痞；下利）	伤寒，汗出解之后，胃中不和，心下痞硬，干噫食臭，胁下有水气，腹中雷鸣，下利者，生姜泻心汤主之。（157）	生姜泻心汤：生姜12g，法半夏9g，干姜9g，人参9g，大枣15g，炙甘草9g，黄芩9g，黄连3g
腹中雷鸣	伴心下痞硬、干呕、心烦	太阳病变证（痞）	伤寒中风，医反下之，其人下利，日数十行，谷不化，腹中雷鸣，心下痞硬而满，干呕，心烦不得安。医见心下痞，谓病不尽，复下之，其痞益甚。此非结热，但以胃中虚，客气上逆，故使硬也。甘草泻心汤主之。（158）	甘草泻心汤：炙甘草12g，黄芩9g，干姜9g，半夏15g，大枣15g，黄连3g

十、逆气、奔豚

症状	鉴别要点	诊断	《伤寒论》原文	方药
气上冲	伴发热、汗出、恶风、脉浮缓	太阳中风证	太阳病，下之后，其气上冲者，可与桂枝汤，方用前法。若不上冲者，不得与之。（15）	桂枝汤：桂枝9g，芍药9g，炙甘草9g，生姜6g，大枣15g
气上冲胸	伴头眩、脉沉紧、心下逆满	太阳病变证（脾虚水饮证）	伤寒，若吐，若下后，心下逆满，气上冲胸，起则头眩，脉沉紧，发汗则动经，身为振振摇者，茯苓桂枝白术甘草汤主之。（67）	茯苓桂枝白术甘草汤：茯苓12g，桂枝9g，白术6g，甘草6g
气上撞心	伴消渴、心中疼热、不欲食	厥阴病（上热下寒证）	厥阴之为病，消渴，气上撞心，心中疼热，饥而不欲食，食则吐蛔，下之利不止。（326）	乌梅丸：乌梅20g，细辛3g，干姜9g，黄连9g，当归9g，炮附子3g，花椒6g，人参6g，黄柏9g，桂枝6g
气从少腹上冲心	伴心悸	太阳病变证（心阳虚证）	烧针令其汗，针处被寒，核起而赤者，必发奔豚。气从少腹上冲心者，灸其核上各一壮，与桂枝加桂汤，更加桂二两也。（117）	桂枝加桂汤：桂枝15g，芍药9g，生姜9g，炙甘草6g，大枣15g
欲作奔豚	伴心悸、脐下悸	太阳病变证（心阳虚证）	发汗后，其人脐下悸者，欲作奔豚，茯苓桂枝甘草大枣汤主之。（65）	茯苓桂枝甘草大枣汤：茯苓20g，桂枝12g，炙甘草6g，大枣15g

十一、咳嗽

症状	鉴别要点	诊断	《伤寒论》原文	方药
咳	伴呕、肢冷、头痛	阳明病（中寒证）	阳明病，反无汗，而小便利，二三日呕而咳，手足厥者，必苦头痛。若不咳不呕，手足不厥者，头不痛。（197）	吴茱萸汤：吴茱萸9g，人参9g，大枣15g，生姜18g
咳	伴恶寒、下利、呕吐、心悸、四肢沉重痛	少阴病里证（寒化证）	少阴病，二三日不已，至四五日，腹痛，小便不利，四肢沉重疼痛，自下利者，此为有水气。其人或咳，或小便利，或下利，或呕者，真武汤主之。（316）	真武汤：茯苓9g，芍药9g，白术6g，生姜9g，炮附子9g
咳	伴呕、渴、失眠	少阴病里证（水热互结）	少阴病，下利六七日，咳而呕渴，心烦不得眠者，猪苓汤主之。（319）	猪苓汤：茯苓15g，泽泻15g，猪苓15g，滑石15g，阿胶3g
咳	伴心慌、腹痛、下利	少阴病类似证（阳郁证）	少阴病，四逆，其人或咳，或悸，或小便不利，或腹中痛，或泄利下重者，四逆散主之。（318）	四逆散：炙甘草6g，白芍6g，枳实6g，柴胡6g
咳	伴发热、呕吐、喘	太阳病（伤寒证兼水饮）	伤寒表不解，心下有水气，干呕，发热而咳，或渴，或利，或噎，或小便不利，少腹满，或喘者，小青龙汤主之。（40）	小青龙汤：麻黄9g，芍药9g，细辛3g，干姜6g，炙甘草6g，桂枝6g，五味子6g，半夏9g

十二、喘

症状	鉴别要点	诊断	《伤寒论》原文	方药
喘	伴出汗、下利、脉促	太阳病变证（热证）	太阳病，桂枝证，医反下之，利遂不止，脉促者，表未解也，喘而汗出者，葛根黄芩黄连汤主之。（34）	葛根黄芩黄连汤：葛根15g，炙甘草6g，黄芩9g，黄连9g
喘	伴胸闷、恶寒	太阳阳明合病	太阳与阳明合病，喘而胸满者，不可下，宜麻黄汤。（36）	麻黄汤：麻黄9g，桂枝6g，杏仁9g，炙甘草3g
喘	伴汗出	太阳病变证（肺热证）	发汗后，不可更行桂枝汤，汗出而喘，无大热者，可与麻黄杏仁甘草石膏汤。（63） 下后不可更行桂枝汤，若汗出而喘，无大热者，可与麻黄杏子甘草石膏汤。（162）	麻黄杏仁甘草石膏汤：麻黄6g，杏仁9g，炙甘草6g，石膏30g
喘	伴腹满、潮热、便硬	阳明病（腑实证）	阳明病，脉迟，虽汗出不恶寒者，其身必重，短气，腹满而喘，有潮热者，此外欲解，可攻里也，手足濈然汗出者，此大便已硬也，大承气汤主之。（208）	大承气汤：大黄15g，芒硝15g，枳实20g，厚朴20g
喘	伴便干、汗多、谵语、脉沉	阳明病（腑实证）	伤寒四五日，脉沉而喘满，沉为在里，而反发其汗，津液越出，大便为难，表虚里实，久则谵语。（218）	大承气汤：大黄15g，芒硝15g，枳实20g，厚朴20g
喘	伴无汗、恶寒	阳明病兼太阳表实证	阳明病，脉浮，无汗而喘者，发汗则愈，宜麻黄汤。（235）	麻黄汤：麻黄9g，桂枝6g，杏仁9g，炙甘草3g

续表

症状	鉴别要点	诊断	《伤寒论》原文	方药
喘	伴干呕、咳嗽、下利	太阳病（伤寒证兼水饮）	伤寒表不解，心下有水气，干呕，发热而咳，或渴，或利，或噎，或小便不利，少腹满，或喘者，小青龙汤主之。(40)	小青龙汤：麻黄 9g，芍药 9g，细辛 3g，干姜 6g，炙甘草 6g，桂枝 6g，五味子 6g，半夏 9g
微喘	伴口不渴、咳嗽	太阳病（伤寒证兼水饮）	伤寒，心下有水气，咳而微喘，发热不渴；服汤已，渴者，此寒去欲解也，小青龙汤主之。(41)	小青龙汤：麻黄 9g，芍药 9g，细辛 3g，干姜 6g，炙甘草 6g，桂枝 9g，五味子 9g，半夏 9g
微喘	伴出汗	太阳病（中风表虚证）	太阳病，下之微喘者，表未解故也，桂枝加厚朴杏子汤主之。(43)	桂枝加厚朴杏子汤：桂枝 9g，炙甘草 6g，生姜 9g，芍药 9g，大枣 15g，厚朴（炙）6g，杏仁 6g
微喘	伴谵语、捻衣摸床	阳明病（腑实证）	太阳病中风，以火劫发汗。邪风被火热，血气流溢，失其常度。两阳相熏灼，其身发黄，阳盛则欲衄，阴虚小便难。阴阳俱虚竭，身体则枯燥，但头汗出，剂颈而还，腹满，微喘，口干咽烂，或不大便，久则谵语，甚者至哕，手足躁扰，捻衣摸床，小便利者，其人可治(111)	大承气汤：大黄 15g，芒硝 15g，枳实 20g，厚朴 20g

续表

症状	鉴别要点	诊断	《伤寒论》原文	方药
微喘	伴无脉、厥冷、下利	厥阴病（预后不良）	下利，手足厥冷，无脉者，灸之不温，若脉不还，反微喘者，死。少阴负趺阳者，为顺也。（362）	四逆汤：附子12g，干姜9g，炙甘草15g
久喘	伴出汗	太阳病（中风表虚证兼咳嗽）	喘家作，桂枝汤加厚朴杏子佳。（18）	桂枝加厚朴杏子汤：桂枝9g，炙甘草6g，生姜9g，芍药9g，大枣15g，厚朴（炙）6g，杏仁6g
喘不能卧	伴便干、尿少、低热	阳明病（腑实证）	病人小便不利，大便乍难乍易，时有微热，喘冒不能卧者，有燥屎也，宜大承气汤。（242）	大承气汤：大黄15g，芒硝15g，枳实20g，厚朴20g

第七篇　问五官

一、眩

症状	鉴别要点	诊断	《伤寒论》原文	方药
眩	伴口苦、咽干	少阳病	少阳之为病，口苦，咽干，目眩也。（263）	小柴胡汤：柴胡24g，黄芩9g，生姜9g，炙甘草9g，人参6g，半夏9g，大枣15g
眩	伴上腹胀、颤抖	太阳病变证（脾虚水饮证）	伤寒，若吐，若下后，心下逆满，气上冲胸，起则头眩，脉沉紧，发汗则动经，身为振振摇者，茯苓桂枝白术甘草汤主之。（67）	茯苓桂枝白术甘草汤：茯苓12g，桂枝9g，白术6g，甘草6g
眩	伴心悸、肌肉跳动	太阳病变证（心肾阳虚证）	太阳病发汗，汗出不解，其人仍发热，心下悸，头眩，身瞤动，振振欲擗地者，真武汤主之。（82）	真武汤：茯苓9g，芍药9g，白术6g，生姜9g，炮附子9g

二、语言不利

症状	鉴别要点	诊断	《伤寒论》原文	方药
口不仁	伴腹满身重、面垢	阳明病本证（三阳合病，阳明燥热亢盛）	三阳合病，腹满身重，难以转侧，口不仁，面垢，谵语遗尿，发汗则谵语，下之则额上生汗，手足逆冷。若自汗出者，白虎汤主之。（219）	白虎汤：石膏 30g，知母 15g，炙甘草 9g，粳米 15g
不能语言，声不出	伴咽伤	少阴病（咽痛）	少阴病，咽中伤，生疮，不能语言，声不出者，苦酒汤主之。（312）	苦酒汤：半夏 9g，鸡子（去黄）1 枚，苦酒少许

三、谵语

症状	鉴别要点	诊断	《伤寒论》原文	方药
谵语	伴腹满身重、口不仁、面垢、遗尿	阳明病本证（三阳合病，阳明燥热亢盛）	三阳合病，腹满身重，难以转侧，口不仁，面垢，谵语遗尿，发汗则谵语，下之则额上生汗，手足逆冷。若自汗出者，白虎汤主之。（219）	白虎汤：石膏30g，知母15g，炙甘草9g，粳米15g
谵语	伴多汗、大便硬	阳明病（腑实证）	阳明病，其人多汗，以津液外出，胃中燥，大便必硬，硬则谵语，小承气汤主之。若一服谵语止者，更莫复服。（213）	小承气汤：大黄6g，厚朴15g，枳实15g
谵语	伴胸满、烦惊、小便不利、身重	少阳病（胆热扰心）	伤寒八九日，下之，胸满烦惊，小便不利，谵语，一身尽重，不可转侧者，柴胡加龙骨牡蛎汤主之。（107）	柴胡加龙骨牡蛎汤：柴胡9g，龙骨30g，黄芩9g，生姜9g，人参6g，桂枝6g，茯苓15g，法半夏9g，大黄5g，牡蛎30g，大枣15g

四、咽干

症状	鉴别要点	诊断	《伤寒论》原文	方药
咽干	伴口苦、头晕	少阳病	少阳之为病，口苦，咽干，目眩也。(263)	小柴胡汤：柴胡24g，黄芩9g，生姜9g，炙甘草9g，人参6g，半夏9g，大枣15g
咽干	伴口渴	少阴病（腑实证）	少阴病，得之二三日，口燥咽干者，急下之，宜大承气汤。(320)	大承气汤：大黄15g，芒硝15g，枳实20g，厚朴20g

五、咽痛

症状	鉴别要点	诊断	《伤寒论》原文	方药
咽痛	伴胸满、心烦	少阴病（咽痛热证）	少阴病，下利，咽痛，胸满，心烦，猪肤汤主之。（310）	猪肤汤：猪皮60g，米粉50g，白蜜30g
咽痛	伴脉沉细数	少阴病（咽痛）	少阴病二三日，咽痛者，可与甘草汤；不瘥，与桔梗汤。（311）	桔梗汤：桔梗3g，甘草6g
咽痛	伴恶寒、气逆、咳吐不利	少阴病（咽痛）	少阴病，咽中痛，半夏散及汤主之。（313）	半夏散：半夏9g，桂枝6g，炙甘草9g
咽中伤，生疮	伴声音嘶哑	少阴病（咽痛）	少阴病，咽中伤，生疮，不能语言，声不出者，苦酒汤主之。（312）	苦酒汤：半夏9g，鸡子（去黄）1枚，苦酒少许

六、口舌燥

症状	鉴别要点	诊断	《伤寒论》原文	方药
口燥烦	伴尿少、心下痞	太阳病变证（蓄水证）	本以下之，故心下痞，与泻心汤，痞不解。其人渴而口燥烦，小便不利者，五苓散主之。一方云，忍之一日乃愈。（156）	五苓散：猪苓9g，泽泻15g，白术9g，茯苓9g，桂枝6g
口干燥	伴下利清水、上腹痛	少阴病（热结旁流证）	少阴病，自利清水，色纯青，心下必痛，口干燥者，可下之，宜大承气汤。（321）	大承气汤：大黄15g，芒硝15g，枳实20g，厚朴20g

七、口苦

症状	鉴别要点	诊断	《伤寒论》原文	方药
口苦	伴腹满、发热恶寒	阳明病（中风证）	阳明中风，口苦咽干，腹满微喘，发热恶寒，脉浮而紧。若下之，则腹满小便难也。（189）	麻杏石甘汤：麻黄9g，苦杏仁9g，炙甘草9g，石膏45g
口苦	伴汗出、烦躁	阳明病变证（虚烦）/阳明病（中风证）	阳明病，脉浮而紧，咽燥口苦，腹满而喘，发热汗出，不恶寒反恶热，身重。若发汗则躁，心愦愦反谵语。若加温针，必怵惕烦躁不得眠。若下之，则胃中空虚，客气动膈，心中懊侬，舌上胎者，栀子豉汤主之。（221）	栀子豉汤：栀子15g，淡豆豉15g
口苦	伴头晕	少阳病	少阳之为病，口苦，咽干，目眩也。（263）	小柴胡汤：柴胡24g，黄芩9g，生姜9g，炙甘草9g，人参6g，半夏9g，大枣15g

八、口渴

症状	鉴别要点	诊断	《伤寒论》原文	方药
渴	伴大汗、脉洪大	太阳病变证（热证）	服桂枝汤，大汗出后，大烦渴不解，脉洪大者，白虎加人参汤主之。（26）	白虎加人参汤：知母15g，石膏30g，炙甘草9g，粳米15g，人参3g
渴	伴出汗	太阳病变证（蓄水证）	伤寒，汗出而渴者，五苓散主之；不渴者，茯苓甘草汤主之。（73）	五苓散：猪苓9g，泽泻15g，白术9g，茯苓9g，桂枝6g
渴	伴尿少	太阳病变证（蓄水证）	本以下之，故心下痞，与泻心汤，痞不解。其人渴而口燥烦，小便不利者，五苓散主之。一方云，忍之一日乃愈。（156）	五苓散：猪苓9g，泽泻15g，白术9g，茯苓9g，桂枝6g
渴	伴但欲寐、下利、小便清	少阴病（里证；寒化证）	少阴病，欲吐不吐，心烦，但欲寐，五六日自利而渴者，属少阴也，虚故引水自救。若小便色白者，少阴病形悉具。小便白者，以下焦虚有寒，不能制水，故令色白也。（282）	四逆汤：炙甘草9g，干姜9g，生附子6g
渴	伴下利、呕	少阴病里证（水热互结）	少阴病，下利六七日，咳而呕渴，心烦不得眠者，猪苓汤主之。（319）	猪苓汤：茯苓15g，泽泻15g，猪苓15g，滑石15g，阿胶3g

续表

症状	鉴别要点	诊断	《伤寒论》原文	方药
渴	伴头身痛、发热	太阳病（蓄水证）	霍乱，头痛发热，身疼痛，热多欲饮水者，五苓散主之。（386）	五苓散：猪苓9g，泽泻15g，白术9g，茯苓9g，桂枝6g
大渴	伴烦、多饮	阳明病（热盛兼伤气津）	伤寒若吐若下后，七八日不解，热结在里，表里俱热，时时恶风，大渴，舌上干燥而烦，欲饮水数升者，白虎加人参汤主之。（168）	白虎加人参汤：知母15g，石膏30g，炙甘草9g，粳米15g，人参3g
口燥渴	伴恶风、恶寒	阳明病（热盛证兼气津亏）	伤寒无大热，口燥渴，心烦，背微恶寒者，白虎加人参汤主之。（169）	白虎加人参汤：知母15g，石膏30g，炙甘草9g，粳米15g，人参3g
渴欲饮水	伴发热、大汗	阳明病（热证）	伤寒脉浮，发热无汗，其表不解，不可与白虎汤。渴欲饮水，无表证者，白虎加人参汤主之。（170）	白虎加人参汤：知母15g，石膏30g，炙甘草9g，粳米15g，人参3g
渴欲饮水	伴口干舌燥	阳明病（热盛证兼气津亏）	若渴欲饮水，口干舌燥者，白虎加人参汤主之。（222）	白虎加人参汤：知母15g，石膏30g，炙甘草9g，粳米15g，人参3g

续表

症状	鉴别要点	诊断	《伤寒论》原文	方药
渴欲饮水	伴脉浮、发热、少尿	阳明病（水热互结证）	若脉浮发热，渴欲饮水，小便不利者，猪苓汤主之。（223）	猪苓汤：茯苓15g，泽泻15g，猪苓15g，滑石15g，阿胶3g
渴欲饮水，水入则吐	伴发热	太阳病变证（蓄水证）	中风发热，六七日不解而烦，有表里证，渴欲饮水，水入则吐者，名曰水逆，五苓散主之。（74）	五苓散：猪苓9g，泽泻15g，白术9g，茯苓9g，桂枝6g
欲饮水，不渴	伴尿少	太阳病变证（蓄水证）	病在阳，应以汗解之，反以冷水潠之，若灌之，其热被劫不得去，弥更益烦，肉上粟起，意欲饮水，反不渴者，服文蛤散。若不瘥者，与五苓散。寒实结胸，无热证者，与小陷胸汤。白散亦可服。（141）	文蛤散：文蛤15g 五苓散：猪苓9g，泽泻15g，白术9g，茯苓9g，桂枝6g 小陷胸汤：黄连6g，半夏12g，瓜蒌实20g
欲饮水	伴下利	厥阴病（热利）	下利，欲饮水者，以有热故也。白头翁汤主之。（373）	白头翁汤：白头翁15g，黄连6g，黄柏12g，秦皮12g
欲饮水/消渴	伴低热、尿少	太阳病变证（蓄水证）	太阳病，发汗后，大汗出，胃中干，烦躁不得眠，欲得饮水者，少少与饮之，令胃气和则愈。若脉浮，小便不利，微热，消渴者，五苓散主之。（71）	五苓散：猪苓9g，泽泻15g，白术9g，茯苓9g，桂枝6g

续表

症状	鉴别要点	诊断	《伤寒论》原文	方药
消渴	伴纳差、吐、利	厥阴病（上热下寒证）	厥阴之为病，消渴，气上撞心，心中疼热，饥而不欲食，食则吐蛔，下之利不止。（326）	乌梅丸：乌梅 20g，细辛 3g，干姜 9g，黄连 9g，当归 9g，炮附子 3g，花椒 6g，人参 6g，黄柏 9g，桂枝 6g

第八篇　问睡眠与情志

一、失眠

症状	鉴别要点	诊断	《伤寒论》原文	方药
烦躁不得眠	伴口渴	太阳病变证（蓄水证）	太阳病，发汗后，大汗出，胃中干，烦躁不得眠，欲得饮水者，少少与饮之，令胃气和则愈。若脉浮，小便不利，微热，消渴者，五苓散主之。（71）	五苓散：桂枝6g，白术15g，泽泻15g，茯苓15g，猪苓15g
心烦不得眠	伴渴、咳	少阴病里证（水热互结）	少阴病，下利六七日，咳而呕渴，心烦不得眠者，猪苓汤主之。（319）	猪苓汤：茯苓15g，泽泻15g，猪苓15g，滑石15g，阿胶3g
心烦不得眠	伴舌红少苔、脉细数	少阴病（里证；热化证）	少阴病，得之二三日以上，心中烦，不得卧，黄连阿胶汤主之。（303）	黄连阿胶汤：黄连12g，黄芩6g，鸡子黄2枚，阿胶9g，白芍15g

二、多眠睡

症状	鉴别要点	诊断	《伤寒论》原文	方药
但欲寐	伴脉微细	少阴病（寒化证）	少阴之为病，脉微细，但欲寐也。（281）	四逆汤：炙甘草9g，干姜9g，生附子6g
但欲寐	伴小便清	少阴病（里证；寒化证）	少阴病，欲吐不吐，心烦，但欲寐，五六日自利而渴者，属少阴也，虚故引水自救。若小便色白者，少阴病形悉具。小便白者，以下焦虚有寒，不能制水，故令色白也。（282）	四逆汤：炙甘草9g，干姜9g，生附子6g

三、狂躁

症状	鉴别要点	诊断	《伤寒论》原文	方药
狂躁	伴小便自利、少腹急	太阳病变证（蓄血证）	太阳病不解，热结膀胱，其人如狂，血自下，下者愈。其外不解者，尚未可攻，当先解其外。外解已，但少腹急结者，乃可攻之，宜桃核承气汤。（106）	桃核承气汤：大黄 12g，桃仁 12g，芒硝 6g，炙甘草 12g，桂枝 6g
狂躁	伴少腹硬满、脉沉	太阳病变证（蓄血证）	太阳病六七日，表证仍在，脉微而沉，反不结胸，其人发狂者，以热在下焦，少腹当硬满，小便自利者，下血乃愈。所以然者，以太阳随经，瘀热在里故也，抵当汤主之。（124）	抵当汤：水蛭 9g，虻虫 6g，大黄 9g，桃仁 9g

四、惊惕

症状	鉴别要点	诊断	《伤寒论》原文	方药
不识人，循衣摸床，惕而不安	伴直视、发热、谵语	阳明病（预后不良）	伤寒若吐若下后不解，不大便五六日，上至十余日，日晡所发潮热，不恶寒，独语如见鬼状。若剧者，发则不识人，循衣摸床，惕而不安，微喘直视。脉弦者生，涩者死。微者，但发热谵语者，大承气汤主之。若一服利，则止后服。（212）	大承气汤：大黄15g，芒硝15g，枳实20g，厚朴20g
惊狂	伴脉浮、躁动	太阳病变证（心阳虚证）	伤寒脉浮，医以火迫劫之，亡阳，必惊狂，卧起不安者，桂枝去芍药加蜀漆牡蛎龙骨救逆汤主之。（112）	桂枝去芍药加蜀漆牡蛎龙骨救逆汤：桂枝9g，炙甘草6g，生姜9g，大枣15g，牡蛎（熬）15g，蜀漆9g，龙骨12g

五、烦躁

症状	鉴别要点	诊断	《伤寒论》原文	方药
烦	伴心悸、纳呆	太阳病变证（脾虚证）	伤寒二三日，心中悸而烦者，小建中汤主之。（102）	小建中汤：桂枝6g，白芍15g，生姜9g，大枣15g，炙甘草6g，饴糖30g
烦	伴发热、胸闷	太阳病变证（热证）	发汗若下之而烦热，胸中窒者，栀子豉汤主之。（77）	栀子豉汤：栀子15g，淡豆豉15g
烦	伴渴、小便不利	太阳病变证（蓄水证）	发汗已，脉浮数，烦渴者，五苓散主之。（72）	五苓散：桂枝6g，白术15g，泽泻15g，茯苓15g，猪苓15g
烦	伴发热、渴、饮水吐、食不吐	太阳病变证（蓄水证）	中风发热，六七日不解而烦，有表里证，渴欲饮水，水入则吐者，名曰水逆，五苓散主之。（74）	五苓散：桂枝6g，白术15g，泽泻15g，茯苓15g，猪苓15g
烦	伴汗出、潮热、脉实	阳明病（腑实证）	病人烦热，汗出则解，又如疟状，日晡所发热者，属阳明也。脉实者，宜下之……下之与大承气汤。（240）	大承气汤：大黄15g，芒硝15g，枳实20g，厚朴20g
烦	伴两耳突聋、目赤、胸胁满	少阳病（中风证）	少阳中风，两耳无所闻，目赤，胸中满而烦者，不可吐下，吐下则悸而惊。（264）	小柴胡汤：柴胡24g，黄芩9g，生姜9g，炙甘草9g，人参6g，半夏9g，大枣15g

续表

症状	鉴别要点	诊断	《伤寒论》原文	方药
烦	伴胸闷、易惊、小便不利、谵语	少阳病（胆热扰心）	伤寒八九日，下之，胸满烦惊，小便不利，谵语，一身尽重，不可转侧者，柴胡加龙骨牡蛎汤主之。（107）	柴胡加龙骨牡蛎汤：柴胡 9g，龙骨 30g，黄芩 9g，生姜 9g，人参 6g，桂枝 6g，茯苓 15g，法半夏 9g，大黄 5g，牡蛎 30g，大枣 15g
烦	伴下利、脉微、厥逆、干呕	少阴病（里证；寒化证）	少阴病，下利脉微者，与白通汤。利不止，厥逆无脉，干呕，烦者，白通加猪胆汁汤主之。服汤脉暴出者死，微续者生。（315）	白通汤：附子 15g，干姜 6g，葱白 12g
烦	伴脉浮数、发热	太阳伤寒后	伤寒发汗已解，半日许复烦，脉浮数者，可更发汗，宜桂枝汤。（57）	桂枝汤：桂枝 9g，芍药 9g，炙甘草 9g，生姜 6g，大枣 15g
烦	伴心下濡	厥阴病变证	下利后更烦，按之心下濡者，为虚烦也，宜栀子豉汤。（375）	栀子豉汤：栀子 15g，淡豆豉 15g
烦	伴不能食、心下满闷、手足冷	厥阴病类似证（痰厥证）	病人手足厥冷，脉乍紧者，邪结在胸中，心下满而烦，饥不能食者，病在胸中，当须吐之，宜瓜蒂散。（355）	瓜蒂散：瓜蒂（熬黄）3g，赤小豆 3g，淡豆豉 5g

续表

症状	鉴别要点	诊断	《伤寒论》原文	方药
烦	伴汗出、恶风	太阳病（中风表虚证）	太阳病，初服桂枝汤，反烦不解者，先刺风池、风府，却与桂枝汤则愈。（24）	桂枝汤：桂枝9g，芍药9g，炙甘草9g，生姜6g，大枣15g
微烦	伴小便数、大便硬	阳明病（腑实轻证）	太阳病，若吐若下若发汗后，微烦，小便数，大便因硬者，与小承气汤和之，愈。（250）	小承气汤：大黄6g，厚朴15g，枳实15g
微烦	伴身热、脉沉紧	太阳病变证（中焦虚寒）	伤寒，医以丸药大下之，身热不去，微烦者，栀子干姜汤主之。（80）	栀子干姜汤：栀子15g，干姜6g
大烦	伴大渴、大汗、脉洪大	太阳病变证（热证）	服桂枝汤，大汗出后，大烦渴不解，脉洪大者，白虎加人参汤主之。（26）	白虎加人参汤：知母15g，石膏30g，炙甘草9g，粳米15g，人参3g
日暮微烦	伴脉缓、纳呆	瘥后劳复病	病人脉已解，而日暮微烦，以病新瘥，人强与谷，脾胃气尚弱，不能消谷，故令微烦，损谷则愈。（398）	小柴胡汤：柴胡24g，黄芩9g，生姜9g，炙甘草9g，人参6g，半夏9g，大枣15g

续表

症状	鉴别要点	诊断	《伤寒论》原文	方药
烦躁	伴便秘、绕脐痛	阳明病（实证）	病人不大便五六日，绕脐痛，烦躁，发作有时者，此有燥屎，故使不大便也。（239）	大承气汤：大黄15g，芒硝15g，枳实20g，厚朴20g
烦躁	伴汗出、恶热、心下硬而不痛	阳明病（实证）	得病二三日，脉弱，无太阳、柴胡证，烦躁，心下硬。至四五日，虽能食，以小承气汤，少少与，微和之，令小安。至六日，与承气汤一升。若不大便六七日，小便少者，虽不受食，但初头硬，后必溏，未定成硬，攻之必溏。须小便利，屎定硬，乃可攻之。宜大承气汤。（251）	大承气汤：大黄15g，芒硝15g，枳实20g，厚朴20g
烦躁	伴厥冷、吐利、舌淡白	少阴寒证逆犯中焦	少阴病，吐利，手足逆冷，烦躁欲死者，吴茱萸汤主之。（309）	吴茱萸汤：吴茱萸5g，人参3g，生姜9g，大枣15g
烦躁	伴脉微、厥冷	厥阴病（预后阳亡不治）	伤寒六七日，脉微，手足厥冷，烦躁，灸厥阴，厥不还者，死。（343）	四逆汤：生附子12g，干姜9g，炙甘草15g
烦躁	伴脉微细、恶寒	太阳病变证（阴阳两虚证）	发汗，若下之，病仍不解，烦躁者，茯苓四逆汤主之。（69）	茯苓四逆汤：茯苓18g，人参6g，炙甘草6g，干姜9g，生附子12g

续表

症状	鉴别要点	诊断	《伤寒论》原文	方药
烦躁	伴心中懊侬、气喘、心下硬而痛、脉沉紧	太阳病变证（结胸）	太阳病，脉浮而动数，浮则为风，数则为热，动则为痛，数则为虚。头痛发热，微盗汗出，而反恶寒者，表未解也。医反下之，动数变迟，膈内拒痛，胃中空虚，客气动膈，短气躁烦，心中懊侬，阳气内陷，心下因硬，则为结胸，大陷胸汤主之。（134）	大陷胸汤：大黄6g，芒硝5g，甘遂1g
烦躁	白日烦躁不得眠、夜能眠、脉沉微	太阳病变证（肾阳虚证）	下之后，复发汗，昼日烦躁不得眠，夜而安静，不呕，不渴，无表证，脉沉微，身无大热者，干姜附子汤主之。（61）	干姜附子汤：干姜3g，生附子9g
烦躁	伴无汗、脉浮紧、身疼痛	太阳病（伤寒热证）	太阳中风，脉浮紧，发热恶寒，身疼痛，不汗出而烦躁者，大青龙汤主之。若脉微弱，汗出恶风者，不可服之，服之则厥逆，筋惕肉瞤，此为逆也。（38）	大青龙汤：麻黄9g，桂枝6g，炙甘草9g，杏仁9g，生姜9g，大枣15g，石膏50g
烦躁	伴心悸、失眠	太阳病变证（心阳虚证）	火逆下之，因烧针烦躁者，桂枝甘草龙骨牡蛎汤主之。（118）	桂枝甘草龙骨牡蛎汤：桂枝3g，炙甘草6g，牡蛎（熬）6g，龙骨6g

续表

症状	鉴别要点	诊断	《伤寒论》原文	方药
烦躁	伴便秘、腹满	阳明病（腑实证）	大下后，六七日不大便，烦不解，腹满痛者，此有燥屎也。所以然者，本有宿食故也。宜大承气汤。（241）	大承气汤：大黄15g，芒硝15g，枳实20g，厚朴20g
心烦	伴下利清谷、腹鸣、心下痞硬、干呕	太阳病变证（痞）	伤寒中风，医反下之，其人下利，日数十行，谷不化，腹中雷鸣，心下痞硬而满，干呕，心烦不得安。医见心下痞，谓病不尽，复下之，其痞益甚。此非结热，但以胃中虚，客气上逆，故使硬也。甘草泻心汤主之。（158）	甘草泻心汤：炙甘草12g，黄芩9g，干姜9g，半夏15g，大枣15g，黄连3g
心烦	伴大渴、背微恶寒、脉浮大	阳明病（热盛证兼气津亏）	伤寒无大热，口燥渴，心烦，背微恶寒者，白虎加人参汤主之。（169）	白虎加人参汤：知母15g，石膏30g，炙甘草9g，粳米15g，人参3g
心烦	伴但欲寐、欲吐吐不出、自利而渴、小便清	少阴病（里证；寒化证）	少阴病，欲吐不吐，心烦，但欲寐，五六日自利而渴者，属少阴也，虚故引水自救。若小便色白者，少阴病形悉具。小便白者，以下焦虚有寒，不能制水，故令色白也。（282）	四逆汤：炙甘草9g，干姜9g，生附子6g

续表

症状	鉴别要点	诊断	《伤寒论》原文	方药
心烦	伴失眠、下利、咳、渴、尿黄	少阴病里证（水热互结）	少阴病，下利六七日，咳而呕渴，心烦不得眠者，猪苓汤主之。（319）	猪苓汤：茯苓15g，泽泻15g，猪苓15g，滑石15g，阿胶3g
心烦	伴咽痛、下利、胸满闷	少阴病（咽痛热证）	少阴病，下利，咽痛，胸满，心烦，猪肤汤主之。（310）	猪肤汤：猪皮60g，米粉50g，白蜜30g
心烦	腹满	太阳病变证（胸膈热证）	伤寒下后，心烦腹满，卧起不安者，栀子厚朴汤主之。（79）	栀子厚朴汤：栀子18g，厚朴12g，枳实15g
心烦/胸中烦	伴寒热往来、喜呕等少阳证	少阳病本证	伤寒五六日，中风，往来寒热，胸胁苦满，嘿嘿不欲饮食，心烦喜呕，或胸中烦而不呕，或渴，或腹中痛，或胁下痞硬，或心下悸，小便不利，或不渴，身有微热，或咳者，小柴胡汤主之。（96）	小柴胡汤：柴胡9g，黄芩9g，人参6g，半夏9g，炙甘草9g，生姜9g，大枣15g
心烦	伴汗出、脉沉实	阳明病（实证）	阳明病，不吐不下，心烦者，可与调胃承气汤。（207）	调胃承气汤：大黄9g，炙甘草9g，芒硝6g
心烦	伴但头汗出、往来寒热	少阳病兼证（兼痰饮内结证）	伤寒五六日，已发汗而复下之，胸胁满微结，小便不利，渴而不呕，但头汗出，往来寒热，心烦者，此为未解也，柴胡桂枝干姜汤主之。（147）	柴胡桂枝干姜汤：柴胡9g，黄芩9g，干姜9g，桂枝6g，瓜蒌根15g，牡蛎30g，炙甘草9g

续表

症状	鉴别要点	诊断	《伤寒论》原文	方药
心烦	伴失眠、脉细数	少阴病（里证；热化证）	少阴病，得之二三日以上，心中烦，不得卧，黄连阿胶汤主之。（303）	黄连阿胶汤：黄连12g，黄芩6g，鸡子黄2枚，阿胶9g，白芍15g
心中懊侬	伴无汗、小便不利	阳明病变证（湿热发黄）	阳明病，无汗，小便不利，心中懊侬者，身必发黄。（199）	茵陈蒿汤：茵陈30g，大黄6g，栀子24g
心中懊侬	伴不能食、但头汗出	阳明病变证（虚烦证）	阳明病，下之，其外有热，手足温，不结胸，心中懊侬，饥不能食，但头汗出者，栀子豉汤主之。（228）	栀子豉汤：栀子15g，淡豆豉15g
虚烦/心中懊侬	伴失眠	太阳病变证（虚热证）	发汗后，水药不得入口为逆，若更发汗，必吐下不止。发汗吐下后，虚烦不得眠，若剧者，必反复颠倒，心中懊侬，栀子豉汤主之。若少气者，栀子甘草豉汤主之。若呕者，栀子生姜豉汤主之。（76）	栀子豉汤：栀子15g，淡豆豉15g 栀子甘草豉汤：栀子9g，炙甘草6g，淡豆豉15g 栀子生姜豉汤：栀子9g，生姜15g，淡豆豉15g
郁郁微烦	伴呕、心下急	少阳病（兼阳明腑实）	太阳病，过经十余日，反二三下之，后四五日，柴胡证仍在者，先与小柴胡。呕不止，心下急，郁郁微烦者，为未解也，与大柴胡汤，下之则愈。（103）	大柴胡汤：柴胡9g，黄芩9g，芍药15g，半夏9g，枳实15g，生姜9g，大枣15g，大黄6g